はじめに

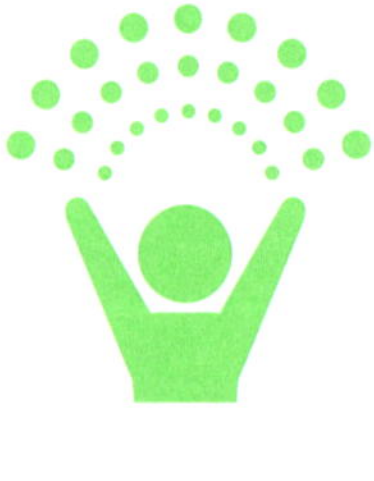

「今日は仕事で疲れたから、ジムに寄って汗を流そう」「休日は温泉に出かけてリフレッシュ」「今日はプレゼンで疲れそうだから、栄養ドリンクを飲もう！」とやってみたところで、帰宅したらなぜか疲れがとれていない。むしろ、かえって疲れが増えた？　と思うことはありませんか？

実は、これらの方法は疲労回復にまったく効果がないどころか、反対に疲労をため込んでしまっています。

では、なぜ疲れがとれないのでしょうか？　理由は疲れを回復する方法を間違えているからです。皆さん、体が疲れた、筋肉が疲れたと思い、いろいろな疲労回復の方法を試してみます。

しかし、ここが勘違いのポイント。実は、疲れているのは体や筋肉ではなく、「脳」なのです。細かく言えば、自律神経が疲弊しているのです。

運動やデスクワークの疲れも、眼精疲労も、ストレスによる心的疲労も、すべては、自律神経の消耗から起きているのです。自律神経のバランスを整えることこそが、疲れ回復の一番の近道といえます。

本書では、疲れの正体が脳の疲れであるという点について、イラストをもとにわかりやすく解説します。

そして、その脳の疲れを回復するためには睡眠が最も効果的です。とは言っても、ただ単に睡眠時間を長くすればよいわけではありません。大切なことは質のよさです。快眠を導くための食事術や入浴方法、日常生活のポイントなどもくわしく紹介します。難しいことはありません。今すぐ実践できることばかりです。

疲れを感じない人はいません。上手に疲れをリセットして元気よく、パフォーマンスを上げて暮らしていけますように。本書がその手助けとなれば幸いです。

東京疲労・睡眠クリニック院長／医師　梶本修身

その長引く疲労、
「脳の疲れ」が
原因かも!?

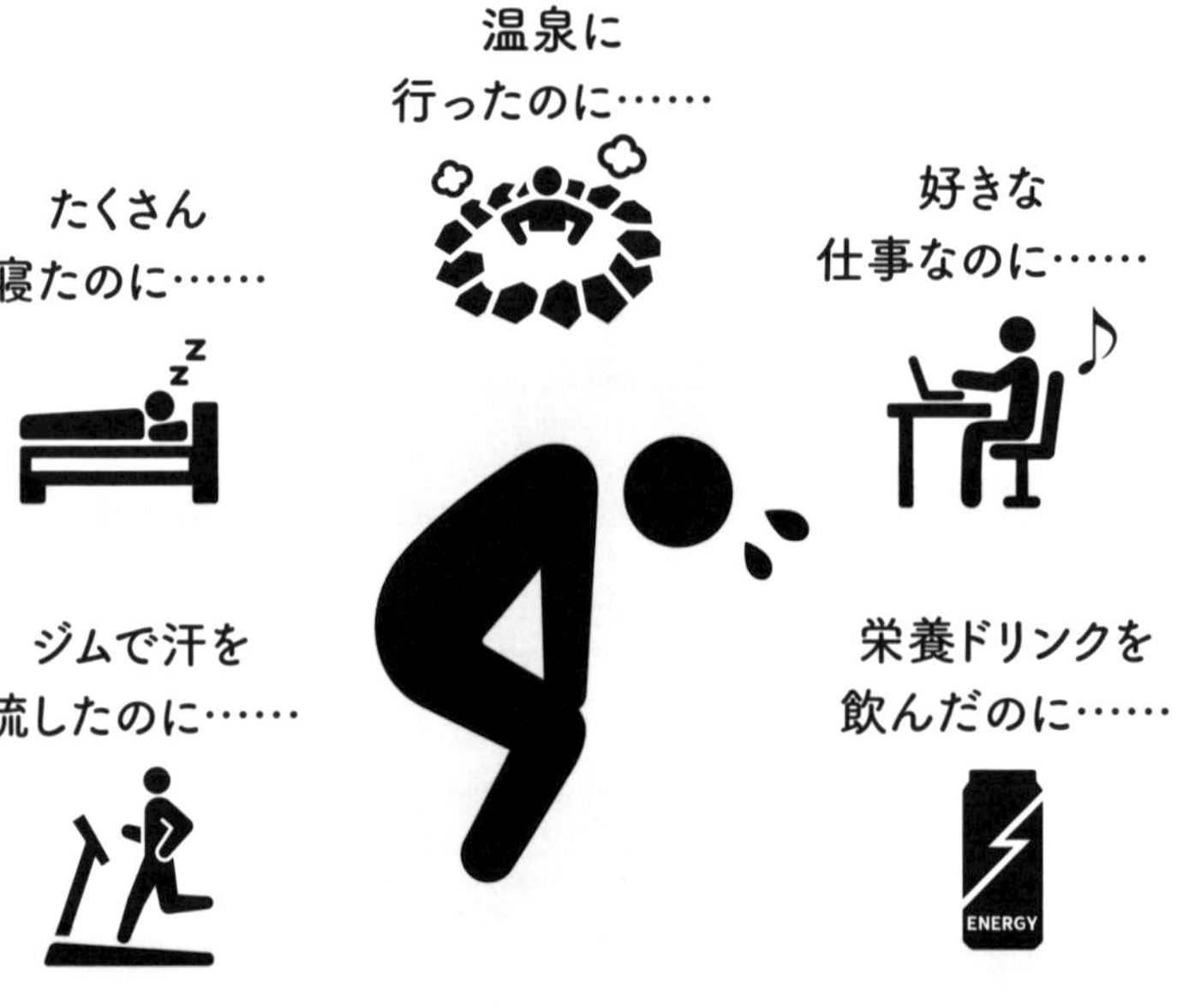
温泉に
行ったのに……
たくさん
寝たのに……
好きな
仕事なのに……
ジムで汗を
流したのに……
栄養ドリンクを
飲んだのに……
ENERGY

真の疲労回復メソッドを知ろう!

いろいろ試したのに、全然疲れがとれない！　と思っているあなた。
疲れの正体を勘違いしているかも。正しい疲労回復方法を知りましょう。

POINT 1

疲れの正体は体ではなく脳にあった!?

PART 1

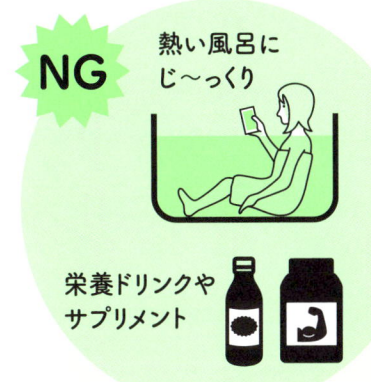

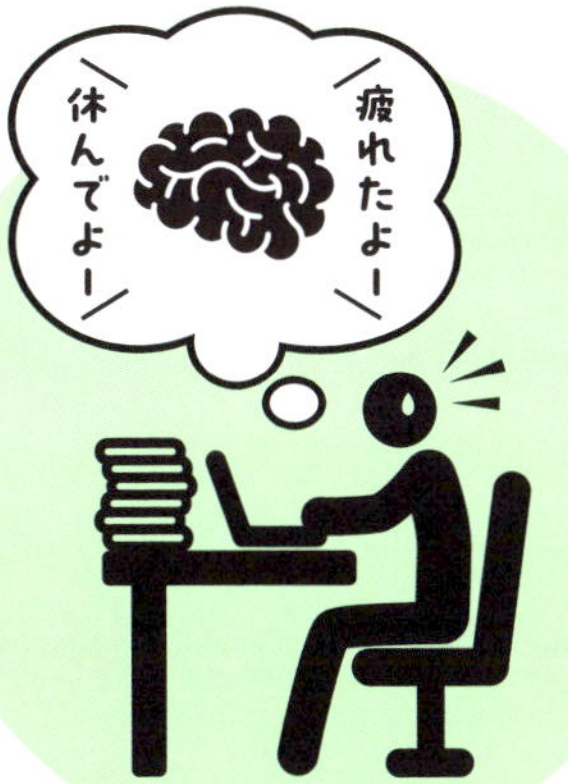

POINT 2

それ、疲労回復どころか、かえって疲れたまってます

PART 2

NG

熱い風呂に
じ〜っくり

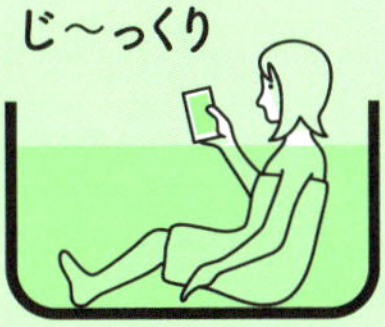

栄養ドリンクや
サプリメント

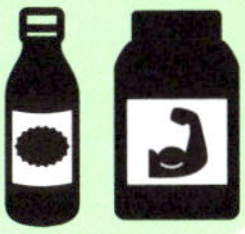

POINT 3

疲れをしっかりとる新習慣とは?

PART 3&4

食事

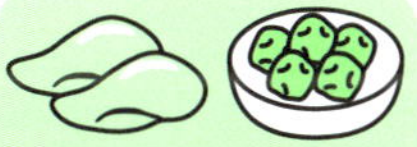

鶏胸肉&梅干しが
最強の疲労回復
フード

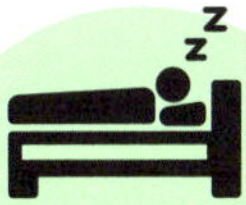

睡眠

脳を休ませるのは
快眠だけ

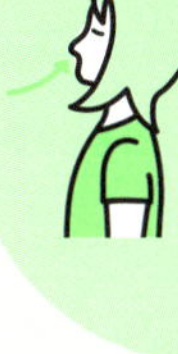

4−7−8鼻呼吸

脳を冷却する呼
吸法がある！

労度セルフチェック

まず、今の疲労度合いはどれくらいか確認してみましょう。
次の項目にいくつ当てはまるか、チェックしてみます。

生活習慣

- ☐ 起床後4時間の時点で眠気やだるさを感じる
- ☐ 布団に入ると5分以内に眠っていることが多い
- ☐ 眠りが浅かったり、いびきをかいたりすることが多い
- ☐ 食欲が高まったり、低下したりと不安定
- ☐ 環境は変わらないのに、急に暑く感じたり、逆に寒く感じたりする
- ☐ 些細なことでイライラしたりする
- ☐ 休日は遠出するのが好き
- ☐ 熱めの風呂にじっくり浸かるのが好き
- ☐ 休日に寝だめする派だ
- ☐ 毎日ジムに通ったり、筋トレに励んだりして体力づくりしている
- ☐ 普段歩いている距離なのに、バスやタクシーを利用したくなる

自覚がなくても
隠れ疲労は
たまっている！

あなたの疲

仕事

- [ ] 仕事に集中できず、すぐに飽きてしまう
- [ ] キリのよいところまでと、作業を続けてしまう
- [ ] デスクワークで、気が付くと2時間以上座ったままでいる
- [ ] 職場の人間関係で悩んでいる
- [ ] ほめられることに、仕事のやりがいを感じる
- [ ] 休憩時間はいつも職場の人とランチに行く

食事

- [ ] 疲れたときには、ウナギや焼き肉をよく食べる
- [ ] 疲れそうな日は、栄養ドリンクを欠かせない
- [ ] 朝ごはんを抜くことが多い
- [ ] 食事の時間が日によって違う
- [ ] 友だちとの会食など、楽しいはずのイベントを面倒に感じる

いくつチェックがつきましたか？　次のページで結果を確認しましょう

あなたの疲労度セルフチェック結果

チェックの数	疲れ度	
0〜5個	疲れ度 0〜10%	**今のところ疲労はあまり感じてない** 今のあなた、疲労はあまりたまっていないようです。このまま疲労をためず、ずっと元気でいられるよう、本書で紹介する疲労回復メソッドを試してみましょう。
6〜10個	疲れ度 30%	**やや疲労気味** ときには疲労を感じることがありそうです。今はまだ大丈夫と思っているかもしれませんが、疲労をためない・持ち越さない工夫を行いましょう。
11〜15個	疲れ度 70%	**注意すべき疲労度** かなり疲労がたまっていますね。大きな病気につながる前に、生活習慣を改めて、これ以上、疲労が蓄積しないように気を付けましょう。
16〜22個	疲れ度 90%	**要注意!! 疲れMAX** いくら休んでもたくさん寝ても、疲れがとれないと思っていませんか? 手遅れになる前に、本書のメソッドをきっかけに、生活習慣を見直しましょう。

「ただの疲れ」と思って放置すると……
さまざまな病気を招く!!!

長期的に続く疲労

↓

自律神経機能の低下

- ホルモンバランスの乱れ
- うつ発症のリスク上昇
- 内分泌・免疫機能の低下
- 睡眠障害
- 高血圧症、糖尿病など生活習慣病の恐れ
- 記憶力・集中力の低下
- 認知症リスクの増大
- 食欲の乱れ、肥満リスクの増大

↓

老化

日々の疲れを、ただの疲れと侮るなかれ

疲れを **回復** **持ち越さない** **予防** することが大切!

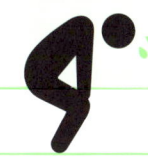

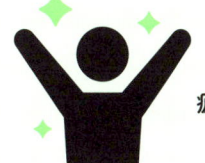

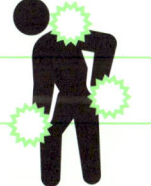

疲れがみるみる消えていく 5つの新習慣

全然とれない・徐々にたまっていく疲れ
回復させて、毎日元気で過ごすには
生活習慣の見直しが大切です!
でも、特別な食事術を実践したり
ストイックな運動をしたりしないと
いけないわけではありません。
ちょっとした見直しで大丈夫。
今すぐできる、簡単な新習慣を5つ紹介します。
できることから、試してみましょう!
少しずつ体が軽くなっていくはずです。

BEFORE → AFTER

・体がだるい
・仕事や家事のパフォーマンスダウン
・眠れない

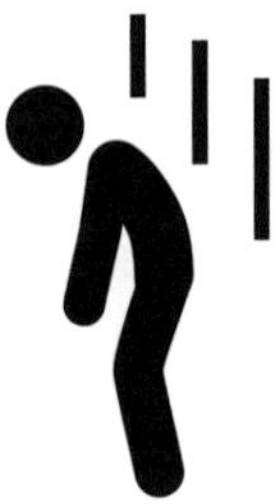

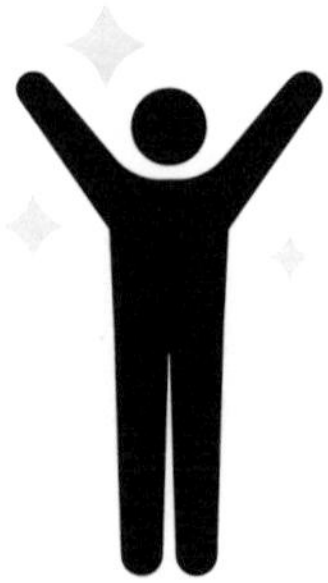

・体が軽い
・仕事や家事のパフォーマンスアップ
・スッキリ目覚める

疲労回復習慣 ①

脳を冷却して疲れをとる

4－7－8呼吸法

- ☑ 疲労の原因の脳を休ませる呼吸法
- ☑ 効率的に脳を冷却
- ☑ リラックス効果で睡眠の質を向上

肺活量の少ない方は、
3－4－5でもOK！

4－7－8呼吸法

1 鼻から4秒吸う

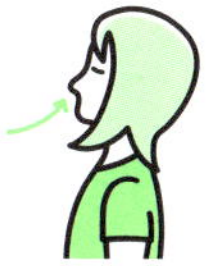

2 7秒間、息を止める

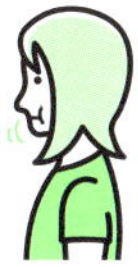

3 口から8秒かけて吐く

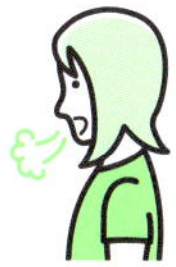

詳しくはP.66～

疲労回復習慣 ②

食べて疲れをとる

鶏胸肉×酸っぱいもの

- ☑ 疲労回復成分イミダペプチドを摂取
- ☑ 酸っぱいものに含まれるクエン酸でエネルギー効率アップ
- ☑ 組み合わせで相乗効果

おすすめ疲労回復メニュー

鶏胸肉×酸っぱいもの

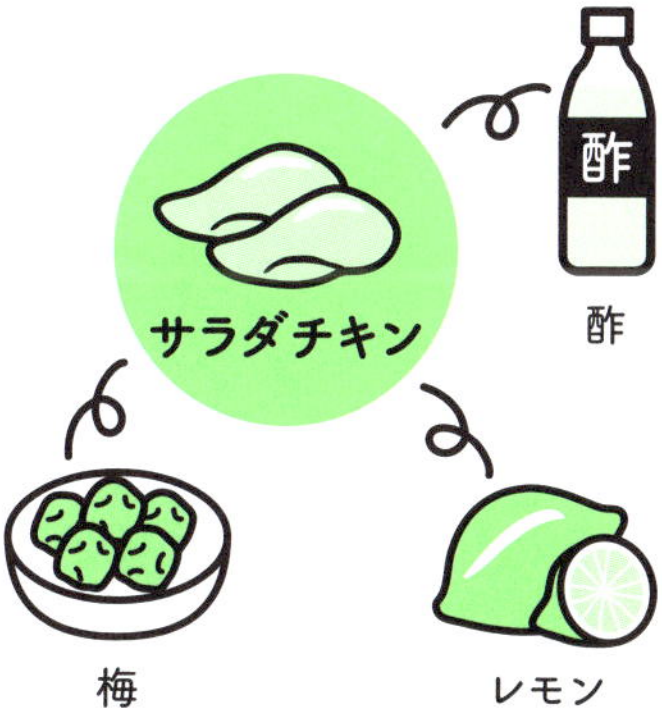

詳しくはP.112～

疲労回復習慣③

飲むだけで疲れが
消えていく
「疲労回復カツオ出汁」

- ✓ 食欲がない日でも
  疲労回復成分を摂取
- ✓ イミダペプチド豊富な
  カツオ出汁
- ✓ 1日3〜4回に分けて飲む

栄養ドリンクで
はなく
カツオ出汁を
飲もう

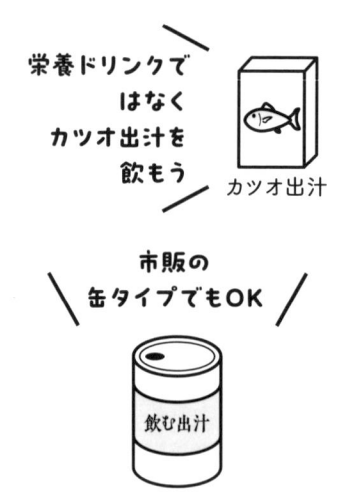

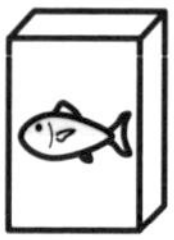

市販の
缶タイプでもOK

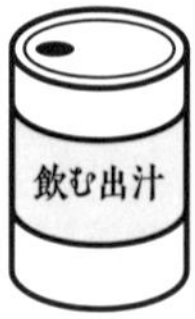

詳しくはP.118〜

疲労回復習慣④

汗をかくまで長湯は逆効果
10分半身浴

- ✓ 心臓より下、38〜40℃の
  湯に5〜10分
- ✓ 熱めのシャワーを足首と
  膝裏にかけるのもOK

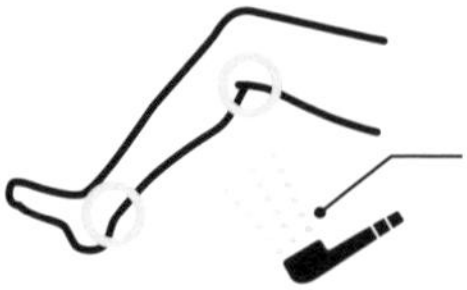

5〜10分の半身浴がベスト

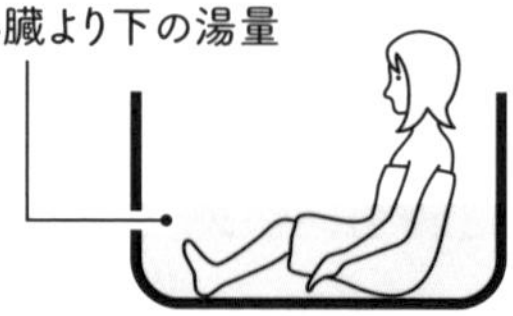

NG

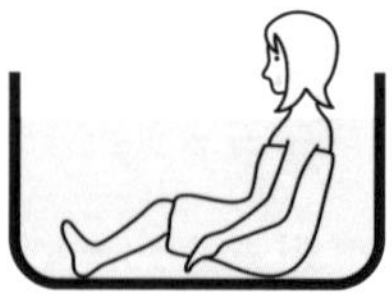

・汗をかくまで
・のぼせるまでの長湯

詳しくはP.94〜

疲労回復習慣⑤

いびきを予防して
睡眠の質を上げる
右横向き寝

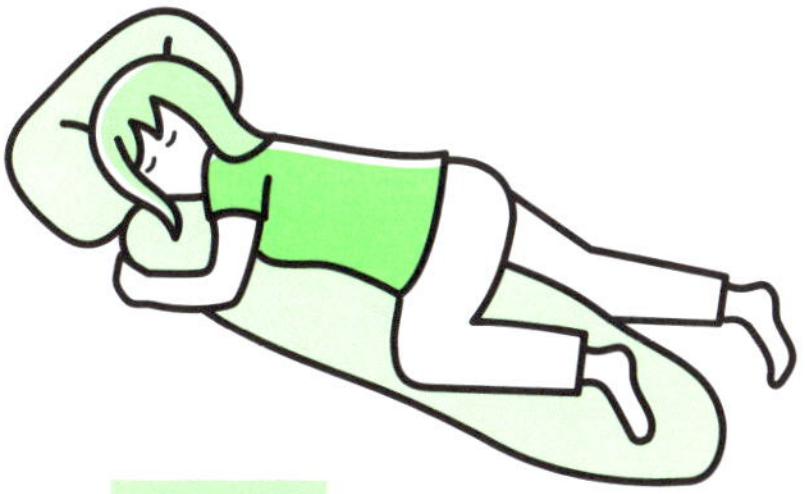

- ☑ 睡眠障害の最大要因、いびきを防止
- ☑ 自律神経も整う
- ☑ 抱き枕で右横向き寝をサポート

寝室は

・夏は25～26℃、冬は20～22℃が適温。エアコンはオンのまま
・間接照明で睡眠ホルモンを分泌
・脳を休ませる効果のあるリラックス系の香りを

詳しくはP.68～

脳の疲れを効果的にとることで
体は元気いっぱい！ いつまでも若々しく!!

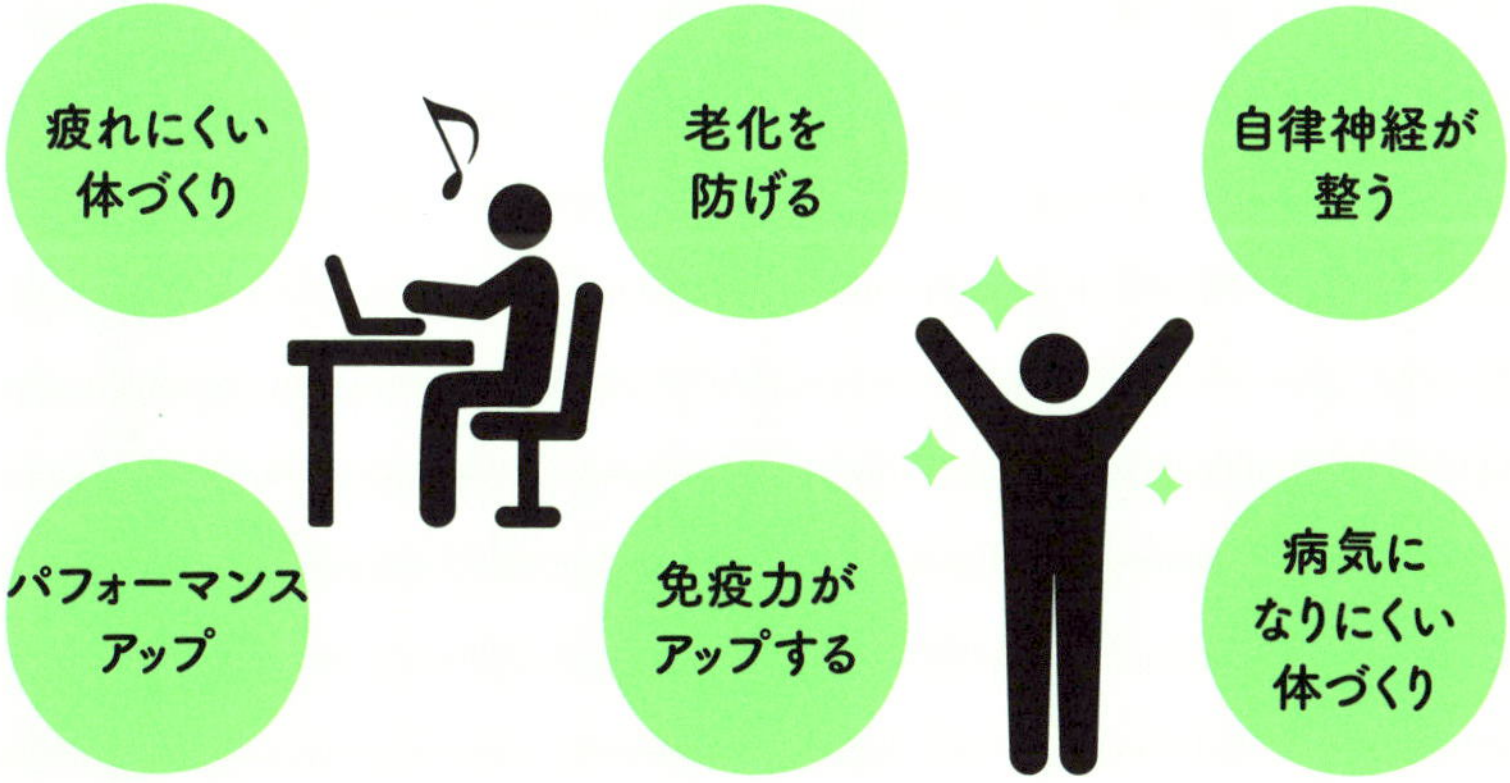
疲れにくい体づくり
老化を防げる
自律神経が整う
パフォーマンスアップ
免疫力がアップする
病気になりにくい体づくり

眠れなくなるほど面白い 図解 疲労回復の話

もくじ

PART 2

9割が間違えている　疲労回復のウソ・ホント

PART 3
疲労回復の専門医が教える 疲れが究極にとれる新習慣

COLUMN

PART

1

脳を休ませれば どんな疲労も必ず 回復できる

疲れの正体は脳、特に自律神経の乱れにあります。

本章では、疲労のメカニズムから、

脳の疲れのおよぼす悪影響などについて解説します。

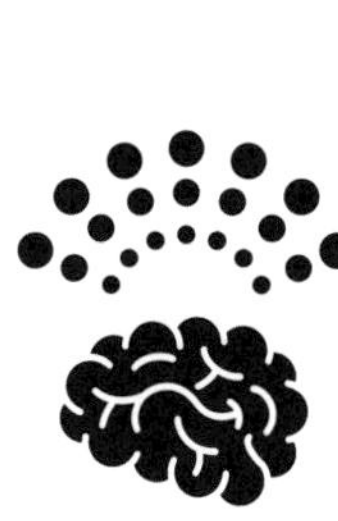

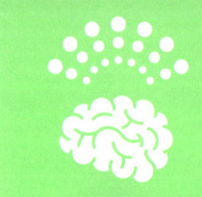

疲労の正体は「脳の疲れ」だった

運動しても体は疲れていない!?

「疲れ」の発生源は体ではなく脳である。そう聞くと、疲れればだるくなるのは体で、筋肉痛も起きる、これは体が疲れている証拠なのでは？と思う方もいるでしょう。しかし、**体に「疲れた」と自覚させているのが脳なのです**。

以前、このような実験を行いました。4時間ほどジョギングや自転車こぎなどの運動負荷、あるいはデスクワークなど精神作業負荷をかけたのち、疲労が生じる場所や程度を計測するというものです。結果、ジョギングや自転車こぎなどの有酸素運動を4時間続けても、筋肉はほぼダメージを受けていないことがわかりました。精神作業のときも同様の結果が出ました。

では一体、疲れているのは体の中のどこか。**それが脳なのです**。例えば、運動をはじめると、脳も体も酸素需要が高まります。また、体温も上昇します。脳にある自律神経は脳への酸素供給を高め、脳温度の上昇を抑えようと、体中のあらゆる器官に命令を発します。運動負荷が強いほど、脳の指令も複雑になり、さらに細かくなります。その結果、脳の自律神経が疲れてしまうのです。

そこで、**脳はこれ以上、自律神経が疲れないよう、「体が疲れた」という誤情報を脳内に発し、休息を欲するようになります**。これを受けて私たちは「疲れた」と感じるというわけです。

「あぁ疲れた～」となるメカニズム

1

運動や仕事で自律神経の
中枢（視《し》床《しょう》下《か》部《ぶ》）が疲弊する

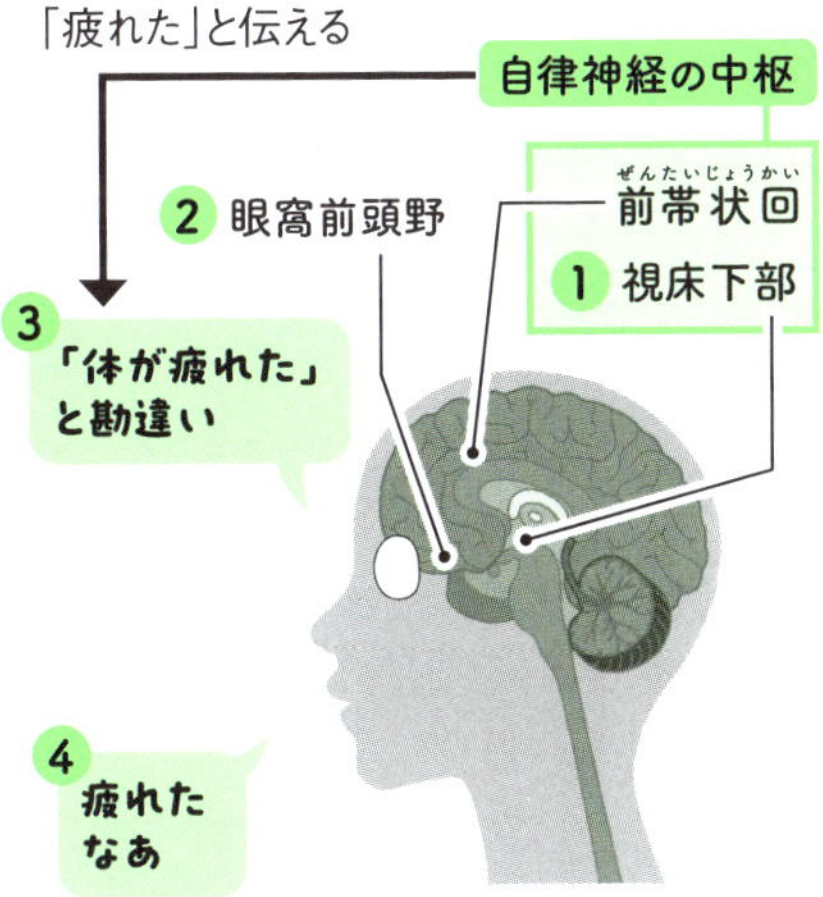

2

「自律神経が疲弊した」という
情報を眼《がん》窩《か》前《ぜん》頭《とう》野《や》に伝える

3

眼窩前頭野が「体が疲れた」と
あえて誤解させて脳全体に伝える

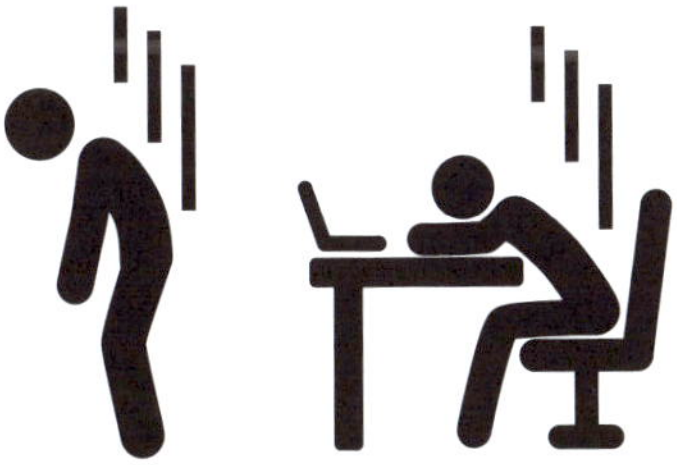

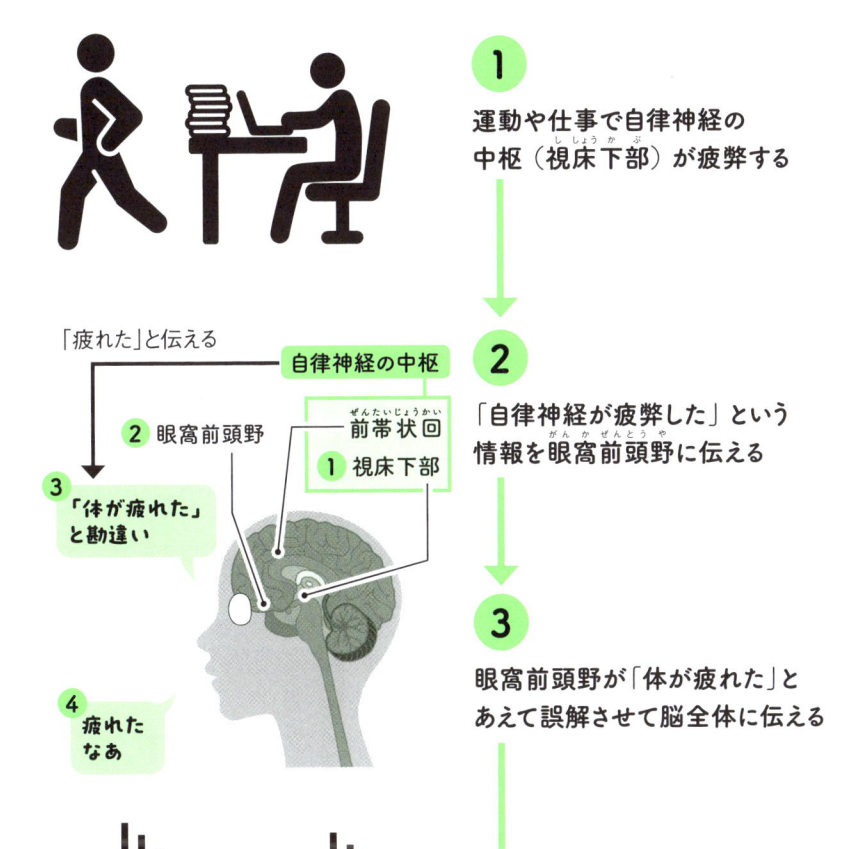

4

前頭葉で意欲の低下が起き、
「休もう」という欲求が生まれる

こうして「運動して疲れる」「仕事して疲れた」という状態になる

脳はどうやって疲れていく？

自律神経が疲れをコントロール

脳は大きく3ブロックから構成されています。知覚、思考、感情、意思決定、運動など多くの高度な機能を担う大脳。運動やバランス感覚の調整などを行う小脳。そして呼吸、睡眠、食欲や性欲など生命を維持するための機能を担う脳幹です。「自律神経の中枢」は、この脳幹の視床下部という領域に存在し、人間の生命維持に必要な自律神経の調整を行っています。

自律神経の最大の目的は「脳に酸素と栄養を安定供給させ、脳の温度を一定に保つこと」。体は脳からの指令に基づき、動く部品にすぎません。自律神経は1分でも機能停止に陥ると、死に至ります。**自律神経からの指示は活動時に優位になる交感神経と、リラックス時に優位になる副交感神経が、それぞれアクセルとブレーキの役割を果たしながら相補的に働いています**。運動中、心拍数が上がり呼吸が荒くなる、たくさんの汗が出るといった体のさまざまな変化は、交感神経が各器官に指令を出し、体の状態を安定させようとしているからなのです。この働きを「ホメオスタシス（恒常性）」といいます。しかし、交感神経優位な状態が長く続くと、脳は常に活動モードに置かれることになります。**脳を休息させる役割を果たす副交感神経への切り替えもうまくいかず、自律神経のバランスは乱れ、脳疲労が蓄積されてしまうのです**。

自律神経とはどのような働きをしているか

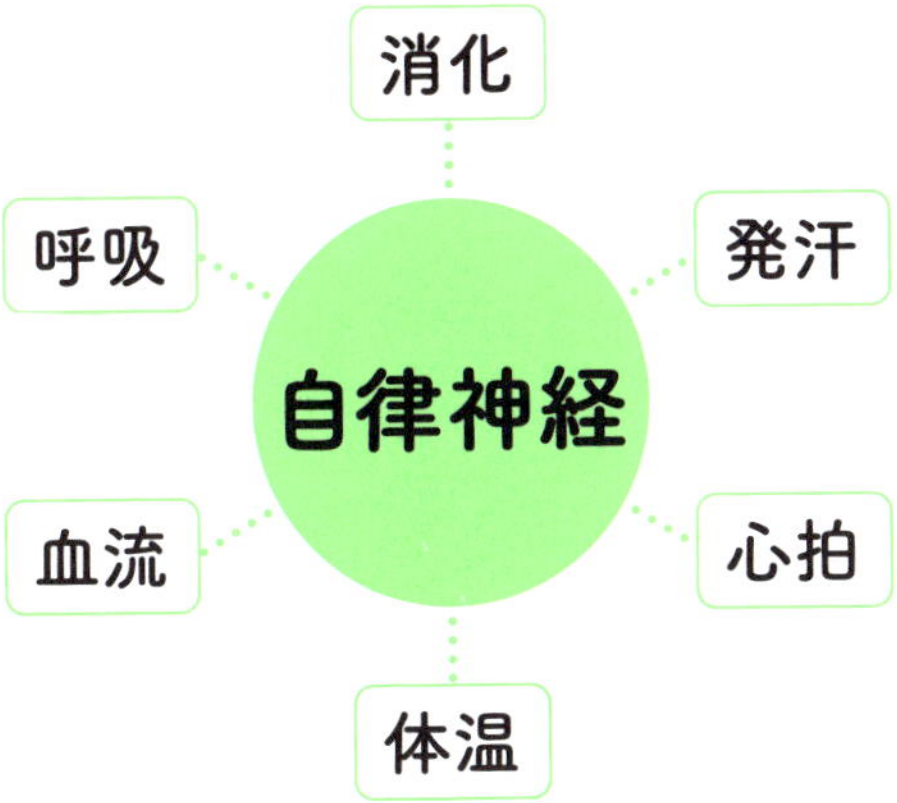

心臓や血管の動き、呼吸、消化・吸収の働きなど自分の意思で調節できない機能を司っている。自律神経は「脳に酸素と栄養を安定供給させ、脳の温度を一定に保つこと」が最大の目的。

夏のほうが疲れやすいのも脳が疲れるから

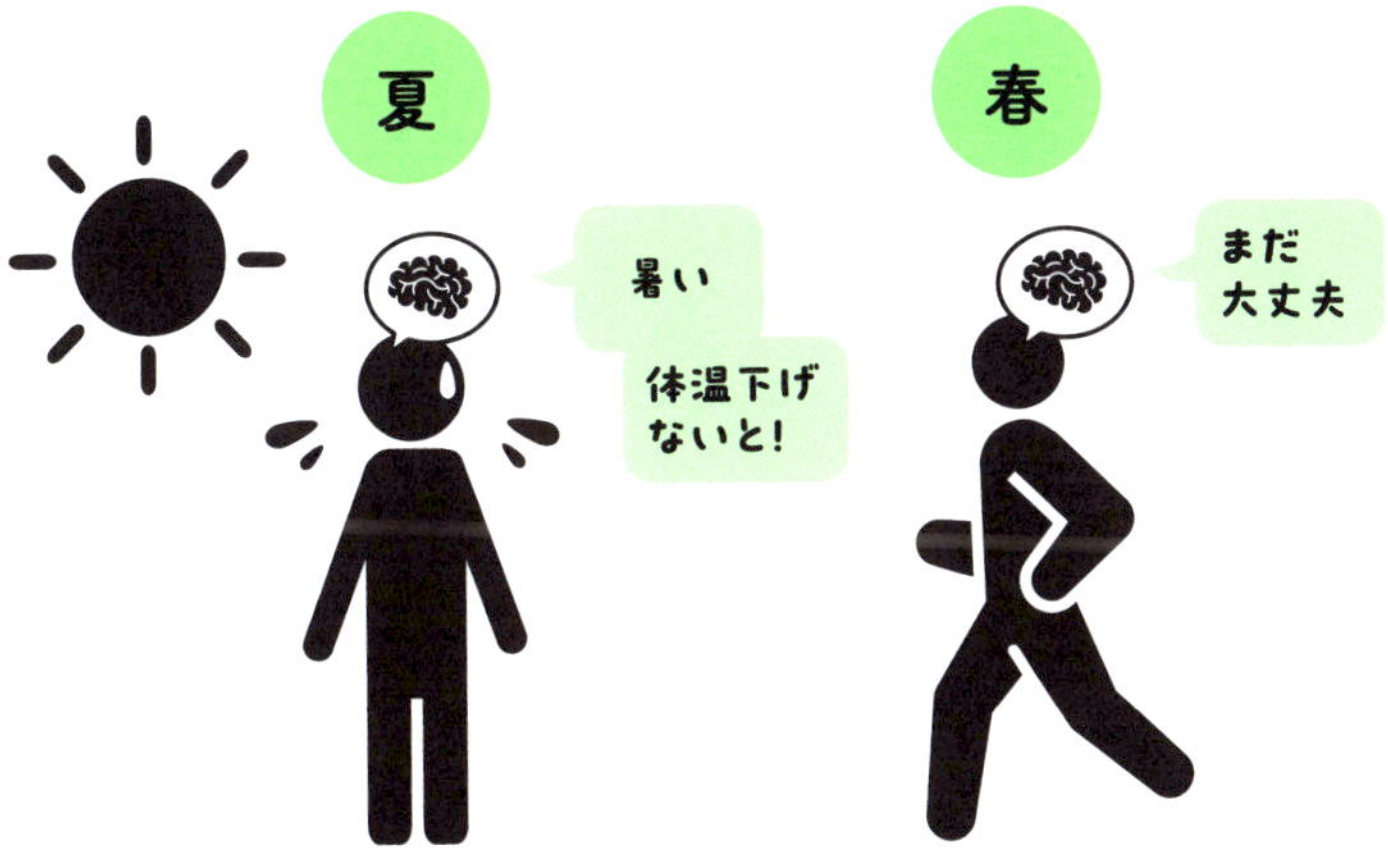

同じ運動でも、30℃を超える猛暑の中で行えば、涼しい環境下で行う場合に比べ疲労度合いははるかに大きくなる。暑い中では、自律神経が脳温度を下げるために、発汗や呼吸器に多くの指令を出して脳への負担が増えるからだ。

「飽きた」「眠い」は脳からのSOS

「飽きた」と感じたら休憩を

　1つの作業に没頭していたものの、なんとなく飽きてきて集中力が途切れてしまったという経験は誰しもあるのではないでしょうか。**この「飽きてきた」という感覚こそ、脳が最初に出す「疲れ」のアラームなのです**。脳は千数百億個を超える神経細胞の塊です。それぞれの神経細胞が1000個以上のほかの神経細胞とつながり複雑な神経回路を形成し、脳内に張り巡らされています。

　例えば、パソコンに向かい延々と同じ作業を続ければ、ある特定の神経回路だけを酷使することになり、その部分だけが疲弊していきます。

これ以上疲弊させては危険と判断した脳は、別の神経回路を使わせようと体にアラームを発します。それが「飽きた」という感覚なのです。**それでも無理に同じ作業を続けると、脳はさらに「疲れた」「眠くなってきた」という次のアラームを出します**。それも無視すれば、注意力や判断力の低下、さらには視野が狭くなるなどという悪循環に陥っていきます。疲労をためてしまうと、めまいや不眠といった深刻な症状を引き起こすこともあるのです。そうならないために「飽きてきた」という最初のアラームを感じたら、**たとえ作業の途中でもいったん中断し、違う作業を間に挟むなどして脳を休めるようにしてください**。

脳の「疲れたサイン」を見逃さないで

作業中、なんとなく飽きてきたと感じるのは、決して「怠けている」わけではなく、実は脳からのSOSサインなのである。

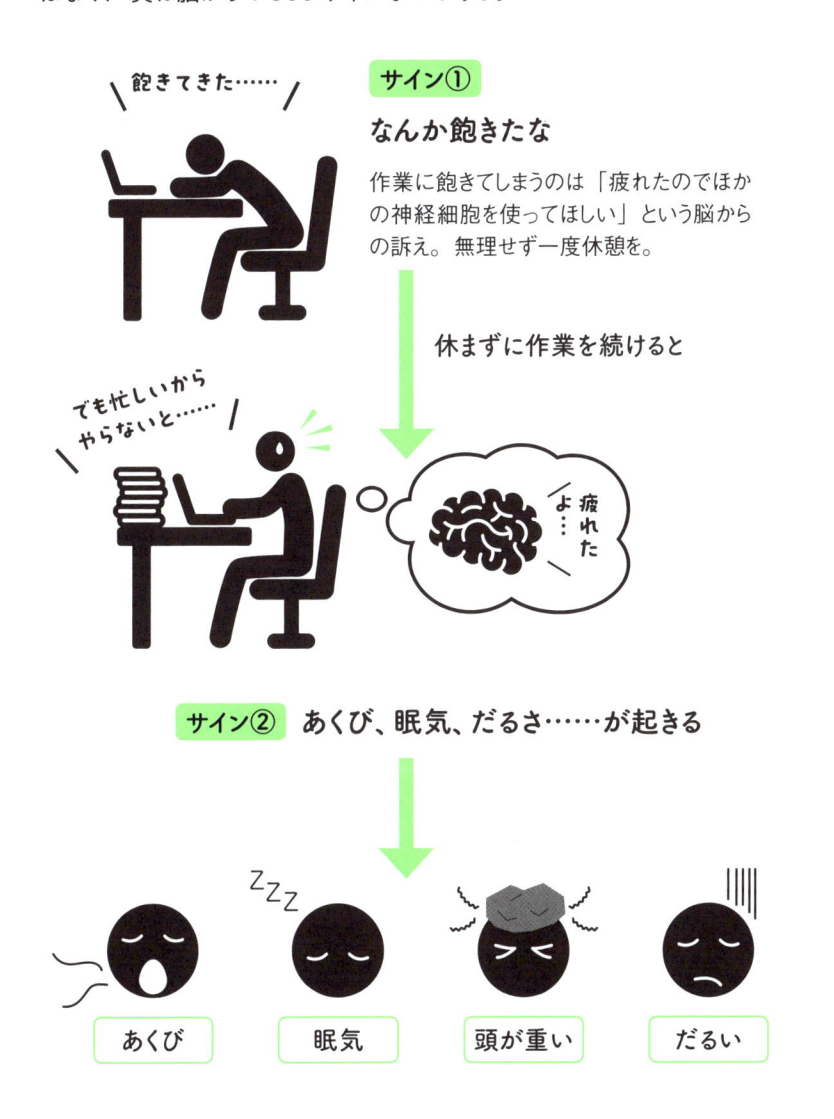

サイン①

なんか飽きたな

作業に飽きてしまうのは「疲れたのでほかの神経細胞を使ってほしい」という脳からの訴え。無理せず一度休憩を。

休まずに作業を続けると

サイン② あくび、眠気、だるさ……が起きる

あくび　眠気　頭が重い　だるい

「楽しいから疲れない！」は超危険

「隠れ疲労」に気を付けて！

例えば趣味のプラモづくりや編み物など、楽しい作業は飽きずに没頭してしまいますよね。**仕事において集中力が高いことは、ほめ言葉として使われますが、脳にとってはＮＧです。**

激しく体を動かすわけではないデスクワークでは、それほど疲れはたまらないと考えがちですが、脳を酷使していることに変わりはありません。評価されれば疲れなど吹き飛ぶという人もいますが、そう思い込んでいるだけで、疲れはたまる一方なのです。集中しているとまったく飽きないという現象は、**「意欲や達成の中枢」とも呼ばれる前頭葉の働きが脳の発した「飽きた」という疲れのアラームを意欲や達成感で隠してしまうことで起こるのです。**

こうした「隠れ疲労」は過労死の危険をはらんでいます。疲れを意識せず脳と体を酷使し続ければ、脳疾患や心臓疾患など重篤な症状を引き起こし、最悪の場合、死に至ることすらあるのです。やりがいや達成感、賞賛の声、昇進の喜びなどを感じながら楽しく仕事をしているときほど過労死のリスクが高いということが私たちの研究から明らかになっています。**どんな人でも１つの作業に集中できるのは１時間～１時間半といわれています。**これを目安に作業内容を変えるなどして「疲れ」を深刻化させないようにしましょう。

マジメな人ほど「隠れ疲労」に注意

仕事においては必要とされる集中力が脳に危険をもたらすこともある。疲れていないと思っても定期的に休息をとることを心がけて。

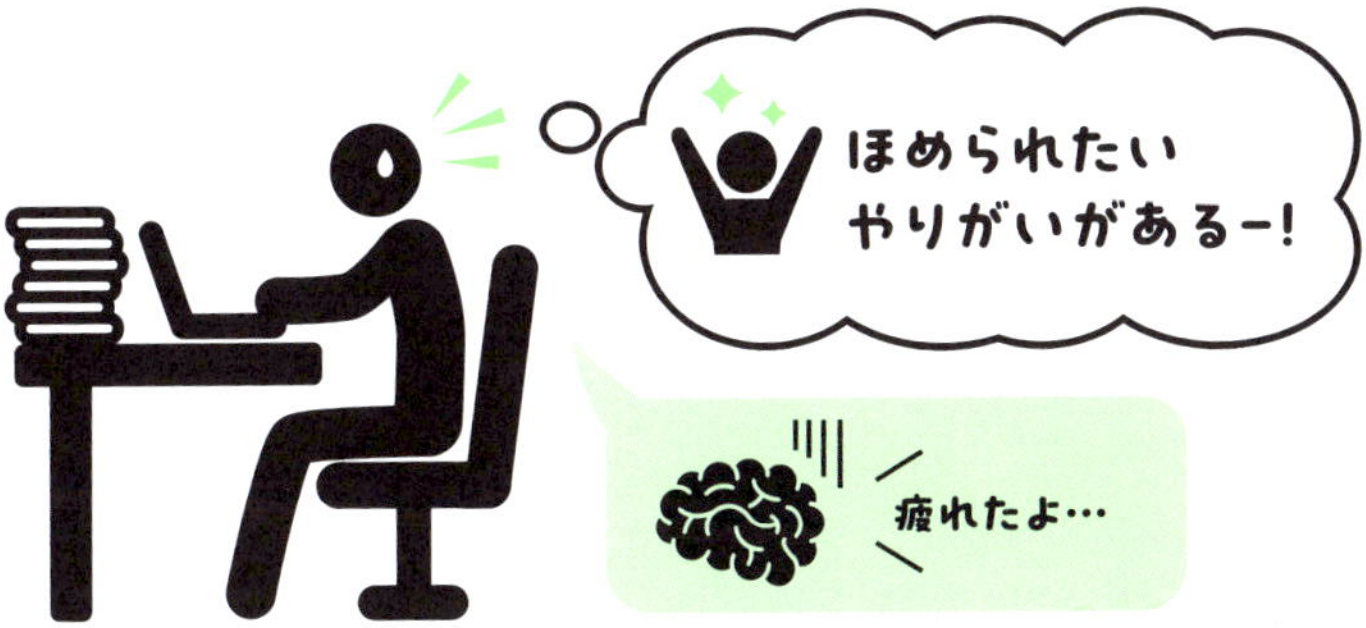

脳は休めないと疲れ続けるだけ
疲労しているのに疲労感がない

隠れ疲労

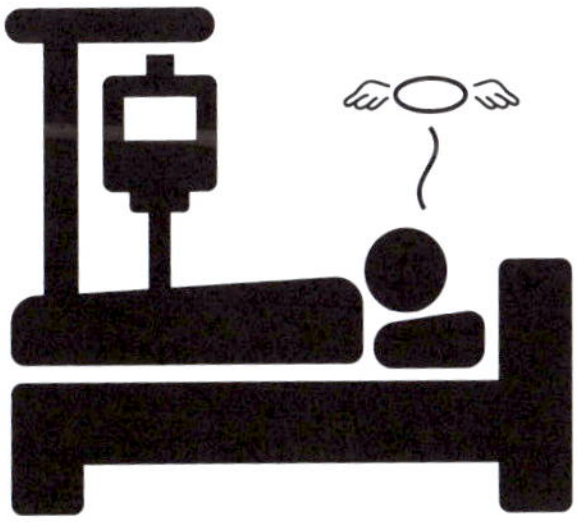

過労死に至る!

自覚がないままに疲労が蓄積していくと睡眠が浅い、眠れないという症状が起こりやすい。さらに、肩こりや頭痛、胃腸の乱れなどを引き起こすうえに免疫機能が低下し、病気にかかりやすくなることも。疲れていないと思っても、時間を決めて休みを挟むなどの対策を。

疲労＝細胞のサビ

酸化ストレスが脳をサビさせる

私たちは呼吸によって大量の酸素を体内に取り入れ、そのうちの1～2％が「活性酸素」という物質に変化します。活性酸素とは強い酸化力を持つ酸素の総称で、体内に侵入した細菌やウイルスといった外敵を攻撃するなど、免疫システムをサポートする役割を果たします。

一方で、ほかの細胞や組織なども酸化させてしまい、活性酸素による酸化ストレスに長期間さらされると、細胞は傷つき、まるで自転車のチェーンがサビて車輪が動きにくくなってしまうような状態に陥ります。細胞レベルで酸化ストレスを最も受けやすいのが、エネルギー生産を担っている細胞小器官のミトコンドリアです。**酸化ストレスによるエネルギー不足に陥った脳が「サビ」れば自律神経細胞がダメージを受け、本来の働きができなくなります**。これが「脳の疲労」を招くわけです。

休息をとっても回復しない、原因不明の疲労感が6か月以上続くという場合は、「慢性疲労症候群」が疑われます。激しい筋肉痛や発熱、リンパ節の腫れなどの症状が現れ、ベッドから起き上がるのが困難になることもあるほど深刻な病気なのです。**「慢性疲労症候群」は健康な人の疲れやストレスが慢性化している状態とは大きく異なるものだということも覚えておいてください**。

ヒトは活性酸素でサビる!

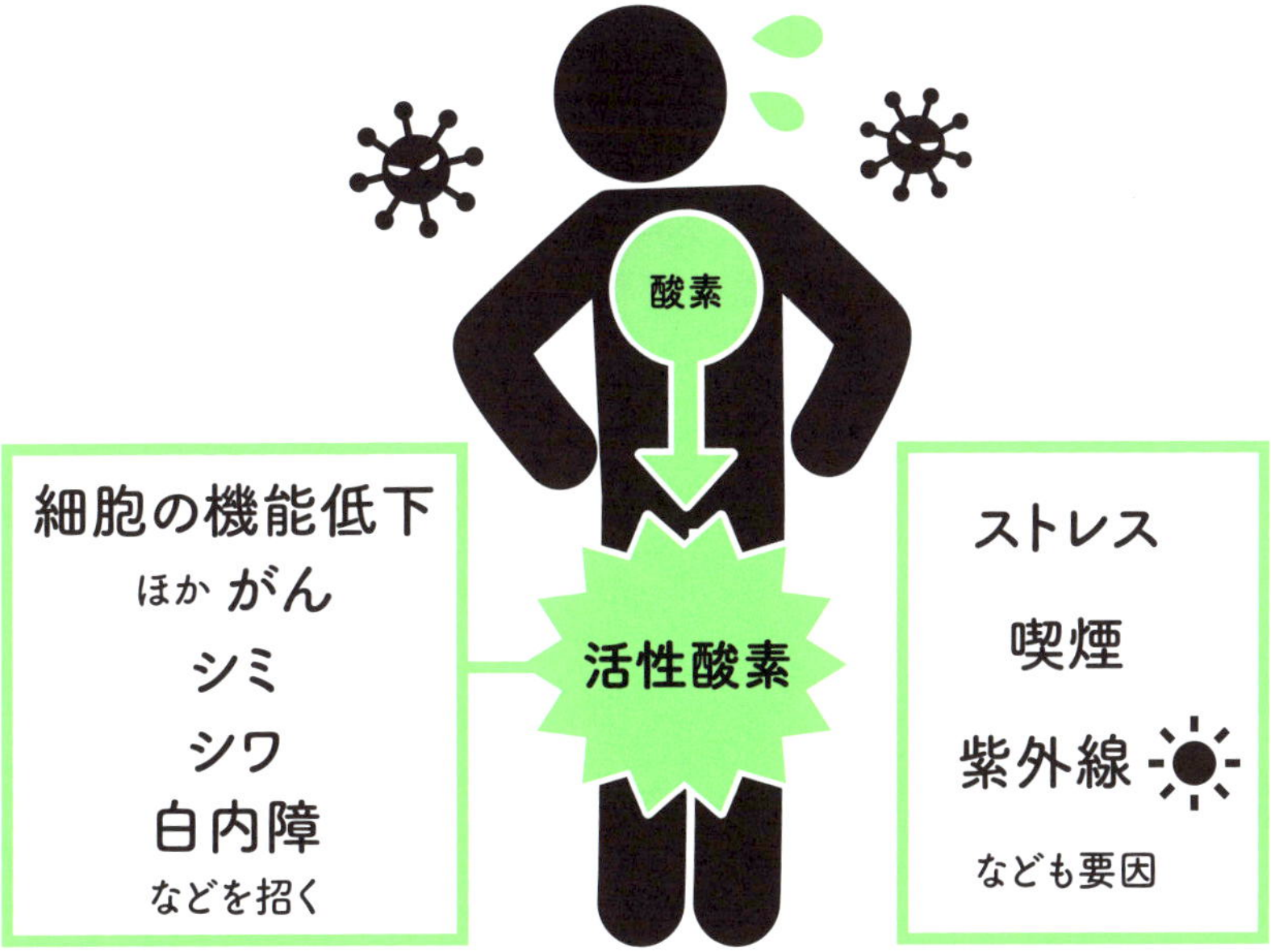

運動や重労作で細胞に負担

↓

酸化ストレス（活性酸素が神経細胞などで大量発生）

↓

疲労（機能低下、生産能力の低下）

↓

老化（機能・パフォーマンスの不可逆な低下）

歳をとると疲れやすくなるのはなぜ？

自律神経のパワーは年々減少する

歳をとって疲れやすくなった……、50歳を過ぎたあたりからこう感じる人が増えるようです。**加齢とともに疲れやすくなる原因の1つに自律神経のパワーの低下があります**。疲労度評価機器「自律神経機能計測装置」で計測した結果、自律神経全体のパワーは加齢とともに明らかに低下することがわかりました。60代になると、なんと10〜20代の4分の1にまで低下してしまうのです。自律神経は呼吸や心拍、血圧、消化吸収など、体のあらゆる働きをコントロールしていますので、加齢によってそのパワーが落ちれば、当然疲れやすくなってしまいます。

また、脳細胞が酸化ストレスにさらされると血液中などに疲労因子のFF（Fatigue Factor／ファティーグ・ファクター）と呼ばれるタンパク質が増加します。

この疲労因子FFが体内に発生すると、これに呼応するように疲労回復因子FR（Fatigue Recover Factor／ファティーグ・リカバー・ファクター）というタンパク質が活性化し、活性酸素によって酸化され損傷した細胞の修復をはじめます。**疲労因子FFの力を抑制させようと働くわけですが、加齢とともに疲労回復因子FRの反応性が低下していきます**。これも、歳をとると疲れが残りやすく回復しにくい原因の1つです。

年齢とともに脳は疲れやすくなる

歳をとれば体力がなくなる、その原因も実は脳にあった。年齢とともに自律神経のトータルパワー（機能単位:unit）が低下し、さらに酸化ストレスによって損傷された細胞の修復にも時間がかかるようになってしまうのだ。

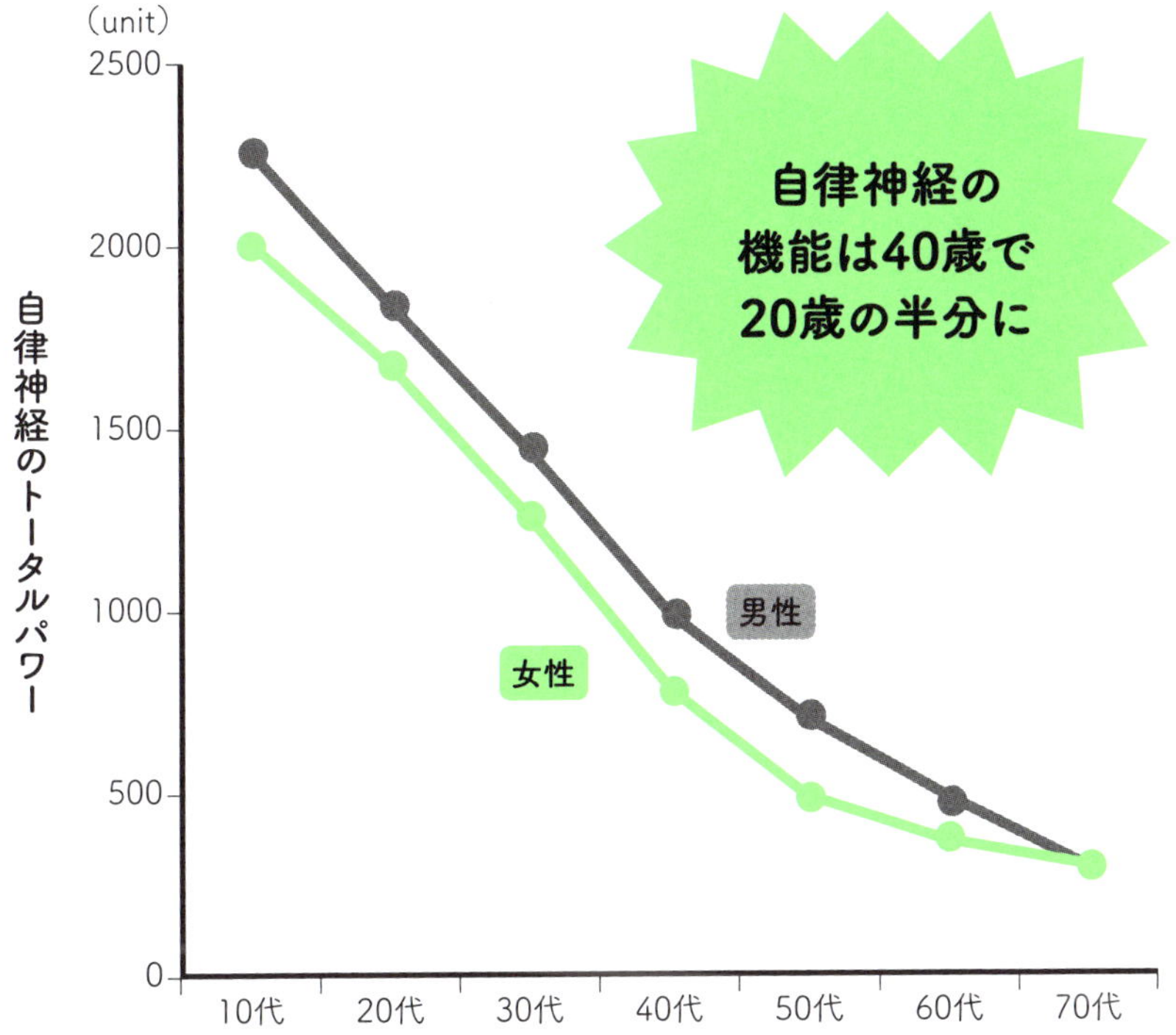

※東京疲労・睡眠クリニックの資料をもとに作成

老化とは

長期間にわたり酸化ストレスにさらされると、疲労回復に時間がかかるようになる。疲労をためたまま放置すると、細胞の「サビ」が進み、シワやシミ、白髪が増えるなど、目に見える変化が現れる。また、活性酸素が目の神経やタンパク質を傷つけ、緑内障や白内障を引き起こすこともある。

疲れの放置は病気やうつを招く

疲労アラームを見逃さない

交感神経優位な状態が長時間続くと、脳が疲労を知らせるアラームを出すということはすでにお話しした通りです。アラームを無視し、休息や睡眠をとらずに活動を続ければ、だるさや眠さ、さらに頭がぼーっとするといった症状が現れます。それだけにはとどまらず、血圧に変化が起こり立ちくらみがしたり、バランス感覚を失いふらついたりすることもあります。**こうした症状は自律神経の乱れが原因で起こる「自律神経失調症」と呼ばれ、放置すれば深刻なダメージを引き起こします**。

自律神経失調症が引き起こす症状にはさまざまなものがあります。原因不明のめまいや頭痛、肩こりや首の痛み、食欲不振といった身体的な不調に加え、気分の浮き沈みが激しくなったり、常に不安を感じイライラしたりするなど、感情のコントロールにも影響を与えます。慢性的な疲労感や痛みがあれば、日常生活に支障をきたすばかりか、孤立感や無力感が強まり、うつ状態に進行するリスクも少なくありません。

のちほど詳しくお話ししますが、自律神経のバランスを整えるためには、十分な睡眠をとるなど、生活習慣の見直しが必要です。**何より大切なのが、脳が発している「疲れ」のアラームを見逃さないこと**。疲れを感じたら、無理せず休むことを心がけましょう。

脳の疲れを放っておくと……

たかが疲れと侮ってはいけない。 放っておけば、 だるさを感じ、 注意力や意欲が低下していくなど、 頑張っているはずなのに作業効率は下がっていく一方だ。 やがて深刻な症状を引き起こすことに。

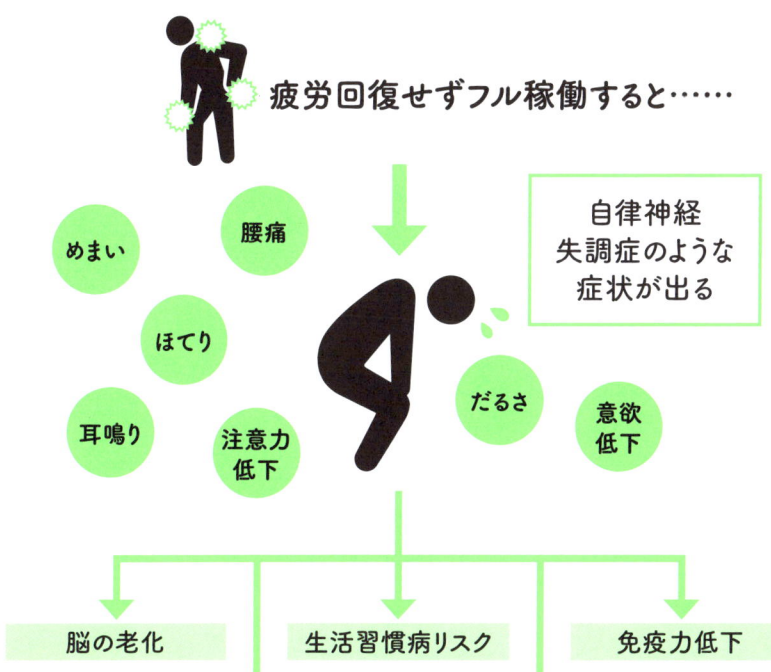

疲労回復せずフル稼働すると……

めまい

腰痛

ほてり

耳鳴り

注意力低下

だるさ

意欲低下

自律神経失調症のような症状が出る

脳の老化

疲労がたまると、酸化ストレスが増加。特に脳は酸化ストレスを受けやすく脳内の神経細胞の劣化や死滅を引き起こす。

生活習慣病リスク

疲労による自律神経の乱れは血糖値や血圧の調整に悪影響を与え、糖尿病や高血圧のリスクを高める要因に。

免疫力低下

疲労が原因のエネルギー不足は免疫システムの機能を低下させ、細菌やウイルスに対する抵抗力を弱めていく。

認知症リスク

認知症の原因といわれる脳内のタンパク質は睡眠中に排出されるが、疲労からくる睡眠不足が続くと蓄積される。

がんのリスク

免疫システムの働きが鈍くなれば体内のがん細胞を適切に排除できなくなる。その結果、がんのリスクが高まる。

脳疲労の悪循環が深刻な病気を引き起こす

生活習慣病は疲労からはじまる

長期間の脳疲労が原因の自律神経失調症は、生活習慣病とも関係しています。疲労を放置すれば、日本人の三大死因（高齢者に多い肺炎は除く）の**「がん（悪性新生物）」、心筋梗塞などの「心疾患」、脳梗塞や脳血栓などの「脳血管疾患」のリスクが高まる恐れがあるのです。**

脳、とりわけ自律神経の疲労やストレスが長期化すると、内分泌免疫系が自律神経の機能低下を補完しようと活動を高めます。例えば、脳は副腎皮質という器官からステロイドホルモンの「コルチゾール」を分泌させ、心拍数や血圧、血糖値の調整などを行います。つまり、自律神経の働きをサポートし、ホメオスタシスを維持しようとするわけです。ただし、コルチゾールには血圧を上昇させる作用があるため、過剰に分泌されると血管にかかる負荷が増大し、血管の老化を招きます。**血管の老化は動脈硬化につながり、生活習慣病の引き金となるのです。**

さらに、血糖値を調整するインスリンの働きを低下させる「インスリン抵抗性」を引き起こすこともあります。その結果、高血糖や肥満のリスクが高まり、糖尿病や高血圧、脂質異常などにつながる恐れも。**疲労が慢性化すると免疫系にも大きなダメージを与え、インフルエンザなどの感染症にかかりやすくなるうえに、がん細胞の増殖を招く恐れもあります。**

脳疲労のおよぼす悪循環

自律神経、睡眠、疲労、この3つは密接に関係し合っている。疲れがたまれば睡眠に支障をきたし、眠れなければ自律神経が乱れさらに疲労がたまり慢性化するという悪循環に陥っていくのだ。

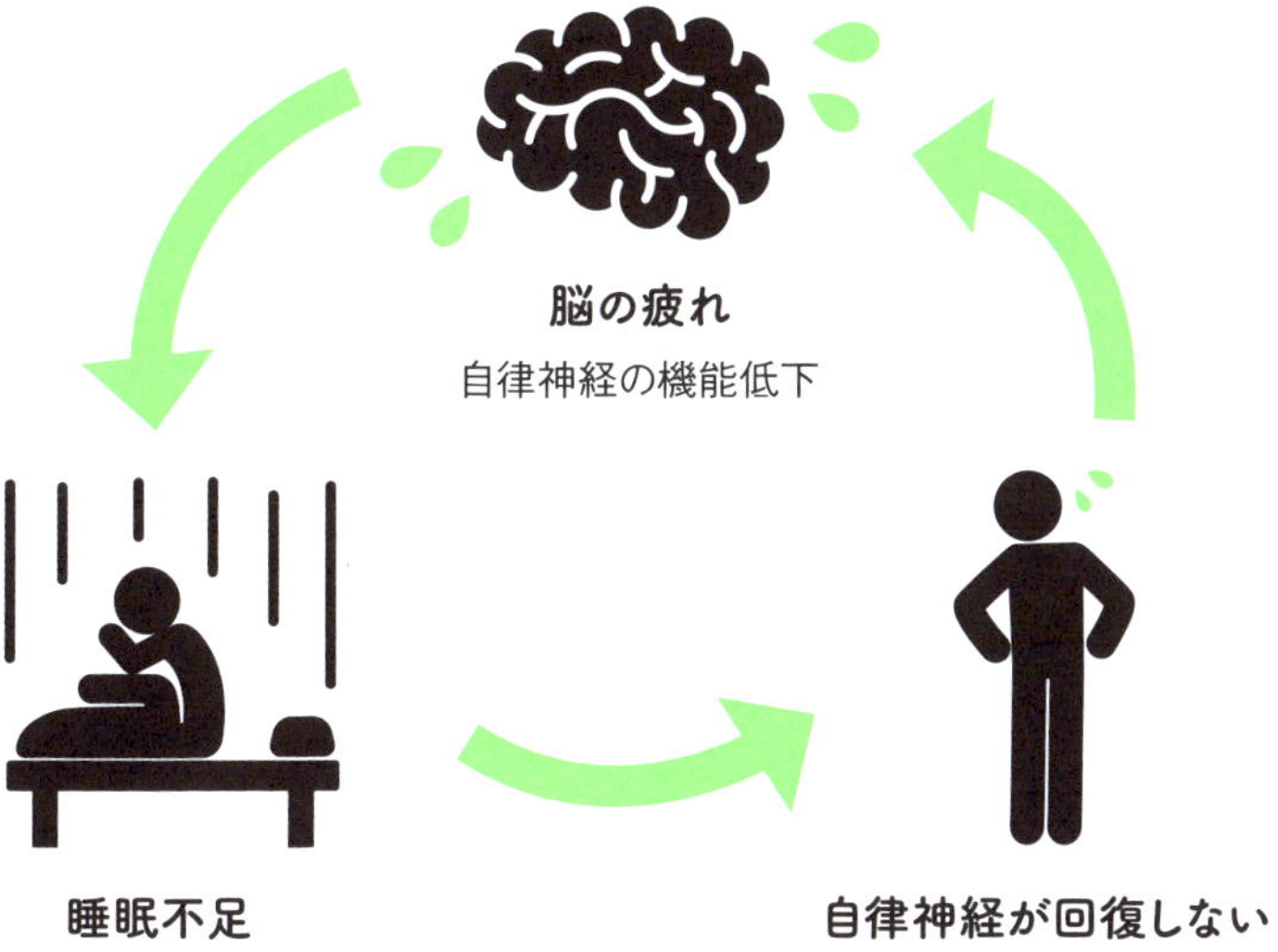

交感神経と副交感神経

体を動かしたりストレスを感じたりすると交感神経が優位になり、睡眠をとるなど体を休めれば副交感神経が優位に働く。このバランスが何より大事で、疲労をため込めば副交感神経が働くことができず自律神経は乱れる一方だ。

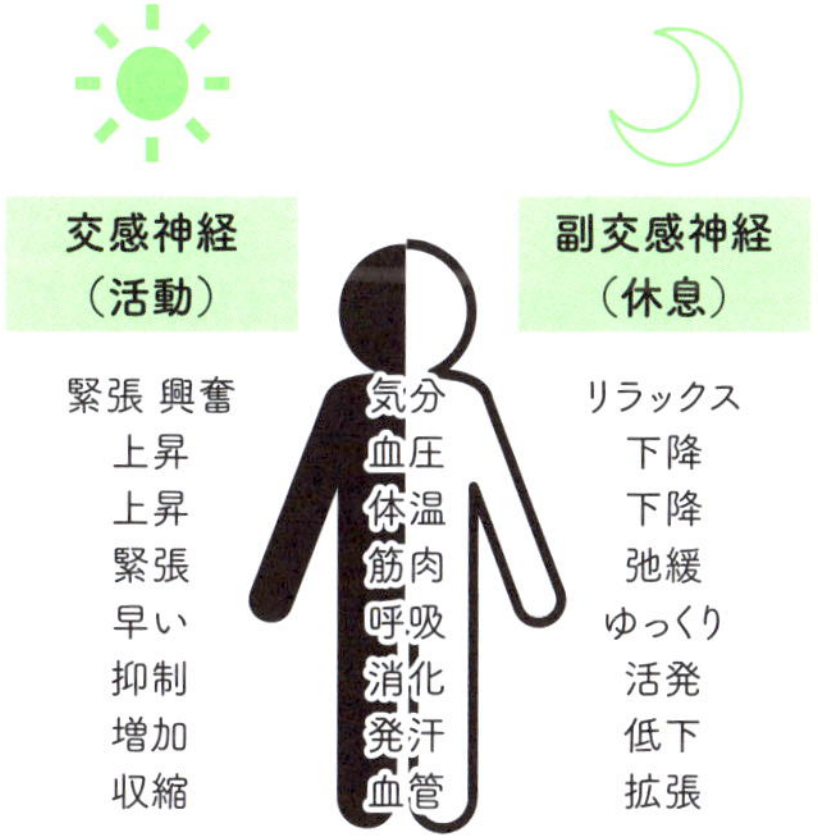

脳にとって最高の休息は良質な睡眠

睡眠は脳を休める特効薬！

「なかなか寝付けない」「すぐ目が覚めてしまう」など、睡眠に関する悩みを抱えている人は少なくありませんが、十分な睡眠がとれなければ、疲労は解消できません。睡眠は脳に休息をもたらすからです。**昼間の活動によってダメージを受けた脳細胞の老廃物を取り除き、修復・回復をします**。睡眠は認知機能や記憶力の向上、さらには精神的な安定にも力を発揮します。

「睡眠負債」という言葉を聞いたことはありませんか。これは日々の睡眠不足が借金のように積み重なった状態のことで、放置すれば生活習慣病のリスクを高めてしまいます。**睡眠不足が続くと、脳内で活性酸素が過剰に生成され、酸化ストレスが加速します**。活性酸素は脳細胞をサビさせる大きな原因。睡眠中は副交感神経が脳をリラックスさせるとともに活性酸素を効率的に除去して脳細胞を修復するわけですが、睡眠不足になると、この修復機能が不十分になり、活性酸素が蓄積しやすくなるのです。

3〜4時間の睡眠でも十分というショートスリーパーの人もいますが、10万人に4人程度に過ぎないのだとか。**自律神経のバランスを保ち、疲労を回復させるためには少なくとも6時間の睡眠は確保したいものです**。自称ショートスリーパーのほとんどは睡眠不足に気付いていないだけです。

睡眠が圧倒的に不足している日本人

日本人の1日の平均睡眠時間は他の先進国と比べると圧倒的に少ない。 原因の1つに長時間勤務やスマホの過剰使用などがあげられる。

世界各国の1日の平均睡眠時間

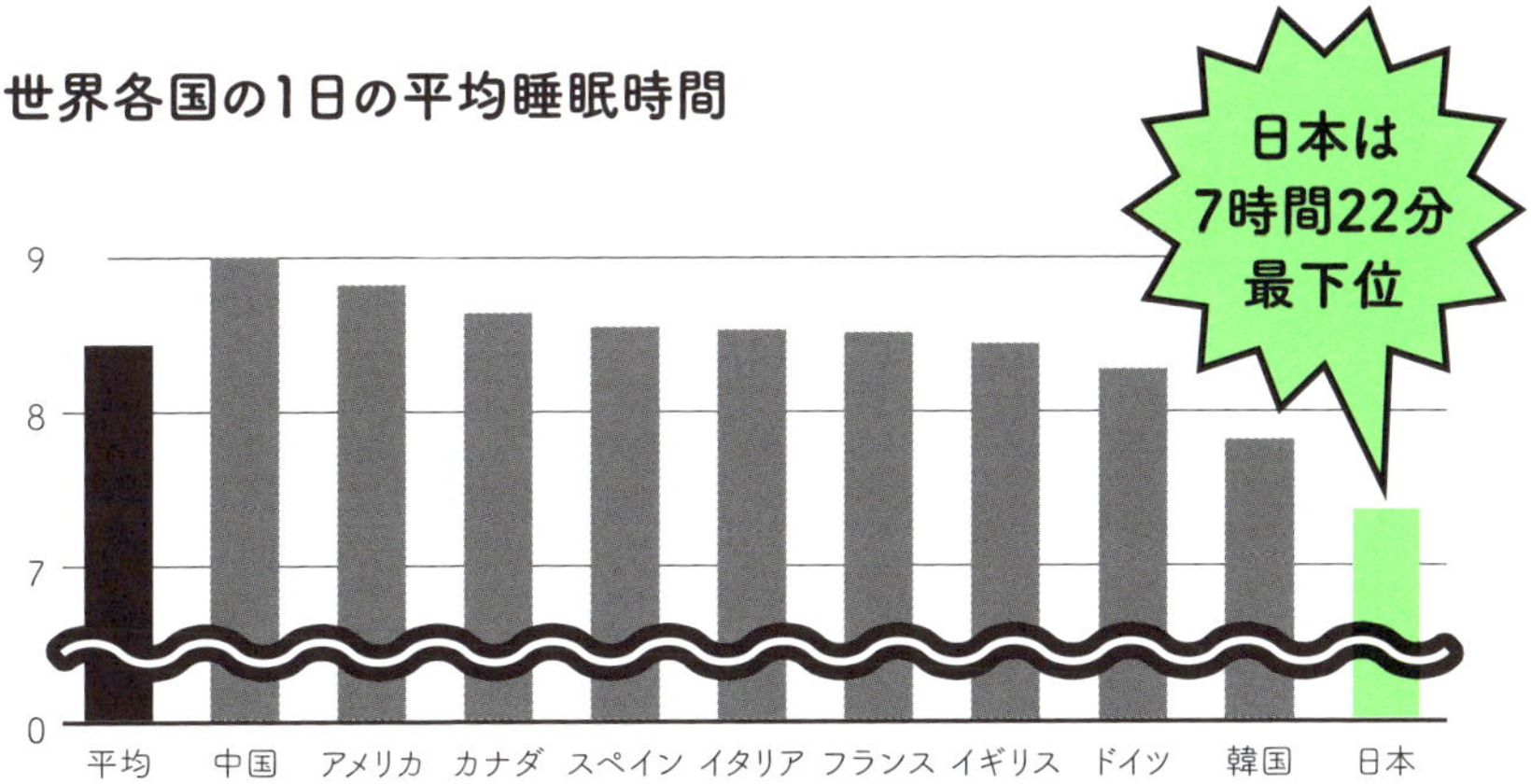

※ OECD「Gender Data portal 2021」をもとに作成

疲労を回復させるのは快眠

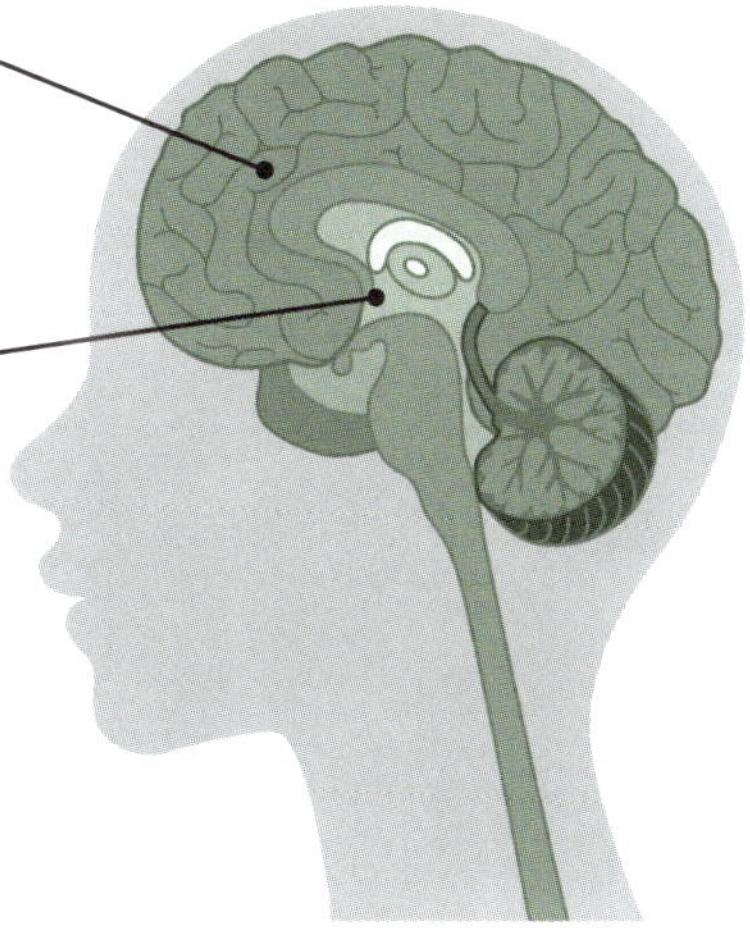

自律神経の機能UPがカギ

睡眠の質を高めるためには、自律神経の機能を高めることが何より大事。交感神経から副交感神経への切り替えがスムーズになり、リラックスした状態を維持しやすくなると同時に、睡眠の質を高め、疲労回復を促進させる。

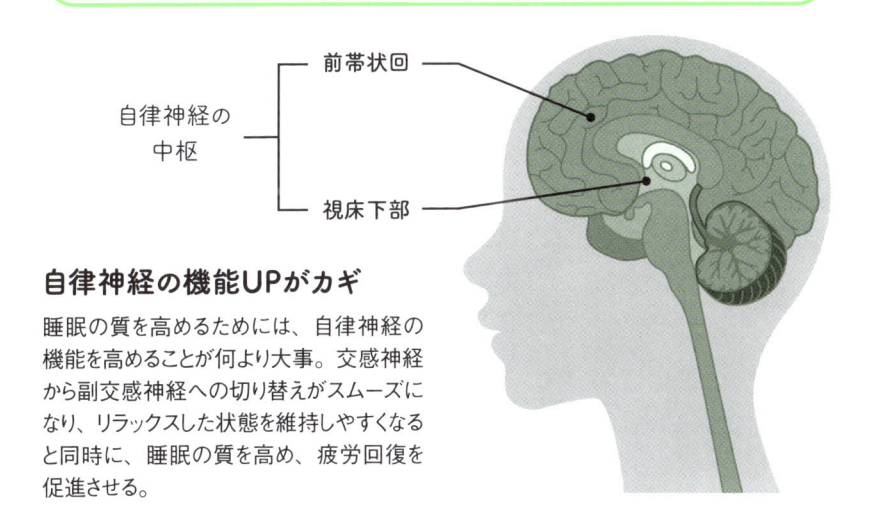

いびきをかいている状態は眠らずに運動しているのと同じ

仰向け寝の人は要注意！

たっぷり寝たのに日中に強い眠気に襲われる、どうも疲れがとれないなどと感じていたら、それは睡眠の質に問題があります。睡眠の質を上げる方法はのちほどお話ししますが、**まずチェックすべきは、いびきです**。

いびきは睡眠中に狭くなった気道を空気が通るときに起こる摩擦音のこと。**実はいびきをかいている人は、脳を十分に休ませることができていません**。眠っている間、筋肉が弛緩して垂れ下がった舌の根元や喉の筋肉が気道を狭くさせます。そのため脳が低酸素状態に陥らないよう交感神経が働き、心拍数や血圧を上昇させ脳に酸素を送り続けます。つまり、睡眠中に日中と変わらずフル稼働させられているという状態です。仰向けで寝ている人は、舌が重力で落ち込みやすいため要注意。いびきをかいているときは、自律神経が脳に酸素を供給するため血圧や心拍を調整しなければならず、まさに運動しているときと同じ状況が生じます。

さらに恐ろしいのは、**いびきが「睡眠時無呼吸症候群」という深刻な病気につながりかねないこと**。睡眠時無呼吸症候群は睡眠中に呼吸が一時的に停止、あるいは浅くなる状態が繰り返し起こる病気です。この状態が長く続くと、脳疲労が蓄積され、神経細胞の損傷や認知機能の低下などにつながります。

いびきは低呼吸状態

正常

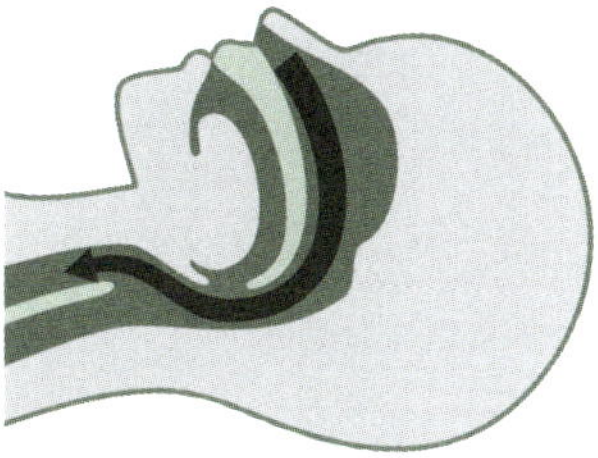

舌が正常な位置におさまり、空気の通り道である気道が確保されている。呼吸はスムーズに行われているためいびきをかくことはなく、吸い込んだ空気は自然に肺に流れていく。

いびきをかいている状態

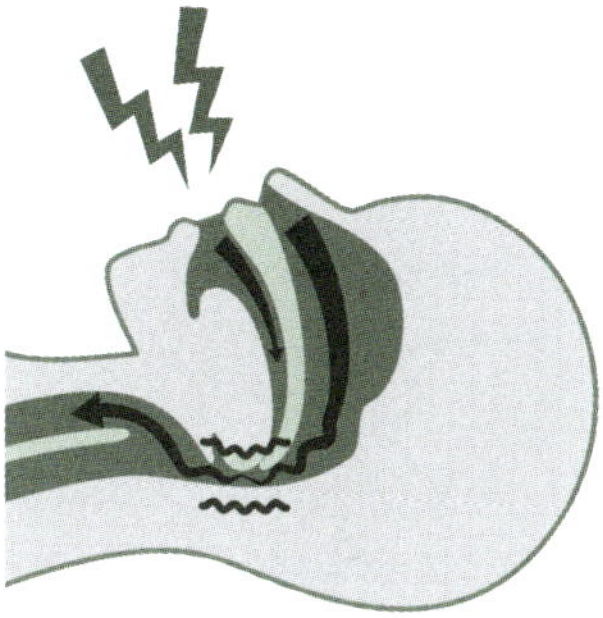

睡眠中、舌根沈下によって気道（主に喉や鼻の後ろ部分）が狭くなると、呼吸のたびに周囲の組織が振動して音が発生。肥満で首や喉周りに脂肪がつき気道が狭くなることもある。

いびきをかいている人

＝

自律神経がフル稼働中

気道が狭くなり酸素不足が起きると、その結果、心拍数や血圧を上昇させ酸素不足を補うよう、心臓や血管、呼吸器に指令を出し続ける。睡眠中、本来は休まるはずの自律神経に相当の負担をかけることになってしまうのだ。

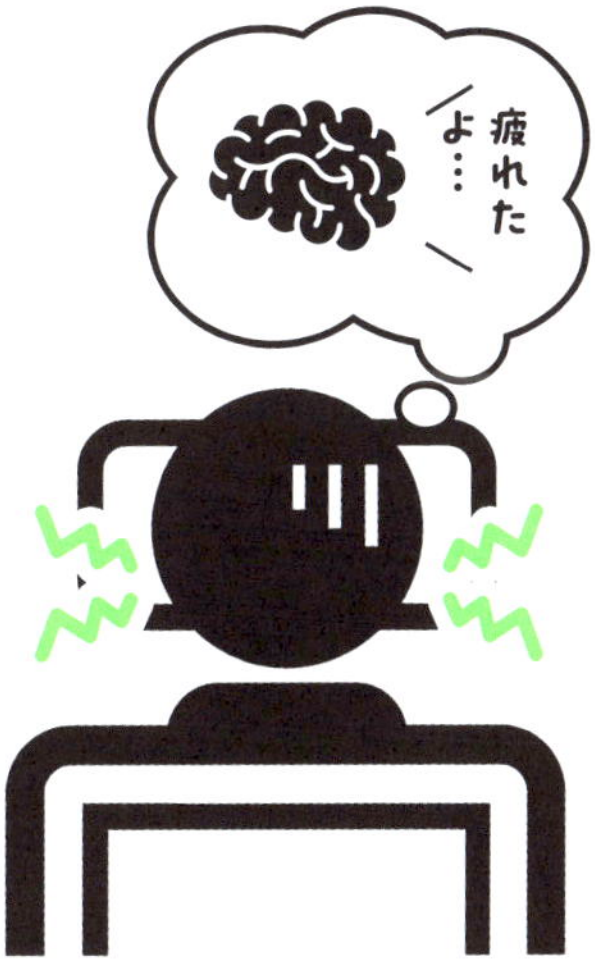

しっかり眠れているかはどう判断する？

起床4時間後の気分をチェック！

朝は目覚まし時計の大きな音で目が覚めるという人がいますが、実はそれ、自律神経にとってはあまりよいことではありません。**音を聞いた途端に交感神経が緊張し、心拍数や血圧が一気に上昇。朝から疲れてしまうからです**。理想は睡眠中に優位だった副交感神経が起きる前の10～15分くらいの間に徐々に交感神経に切り替わり、自然に目覚めること。そうすると自律神経のバランスが整った状態で気持ちよく目を覚ますことができるのです。

この「起きてすぐ」のときの感覚が熟睡度をはかる1つの目安になりますが、さらにもう1つのタイミングが起床4時間後です。**起床後、副交感神経が交感神経に切り替わると同時に、脳も活性化していき、起床後4時間の段階で脳の覚醒度は最も高くなります**。午前中は仕事がはかどるといわれるのはこのためです。ところが、このとき、「まだ眠い」「体がだるい」と感じるようであれば、睡眠で脳の疲労がとれていない証拠です。

睡眠負債が蓄積されると疲労による作業効率の低下を自覚しにくくなりますので、**起床後と4時間後の感覚をつかみ、自律神経の状態を知ることが疲れを長引かせないコツなのです**。そのほか、睡眠の質チェックは次ページのチェック項目を確認してみましょう。

こんな人は睡眠の質が落ちている

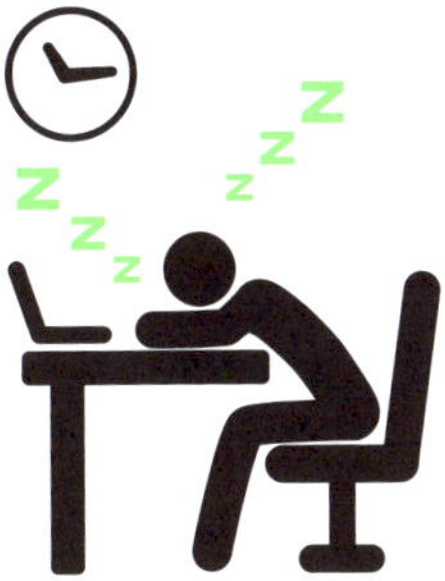

起床後4時間後に
眠くなる

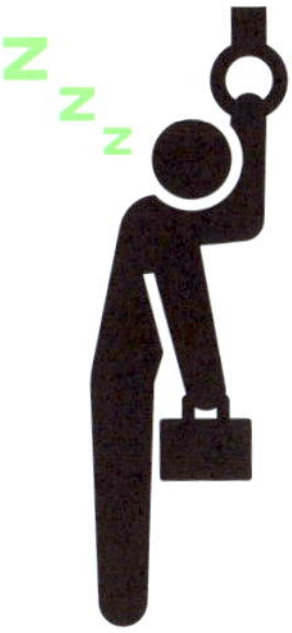

どこでもすぐ
眠ってしまう

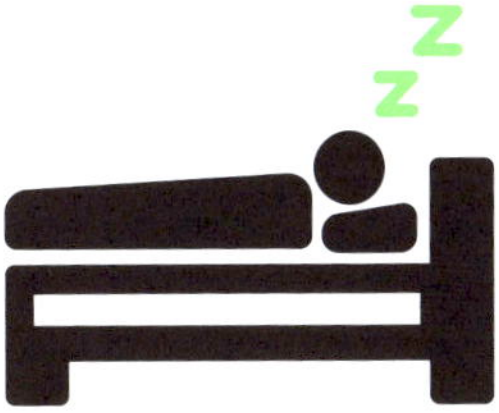

休日に
寝だめしてしまう

睡眠の質がよくなったかチェック

- □ 睡眠中に一度も目が覚めない
- □ 目覚まし時計がなくても自然に目が覚める
- □ 寝起きのだるさや不快感がない
- □ 肌にハリがあると感じる
- □ 朝食をおいしく食べられる
- □ 通勤電車で座っても眠くならない
- □ 足取り軽く歩くことができる
- □ 午前中、仕事がはかどる
- □ 新しいアイデアが湧いてくる
- □ 起床後4時間に眠気を感じない

目の疲れは自律神経の矛盾が原因

定期的にモニターから目を離そう

パソコンやスマートフォンを長時間見つめていると目の疲労に襲われます。パソコン作業の多いデスクワークをする人にとっては常につきまとう悩みといえるでしょう。**実はこの目の疲労の原因も自律神経の乱れにあります**。

目はパソコンやスマホの画面のような近くのものにも、遠くの山々にもピントを合わせることができます。近くを見るときは副交感神経が優位になり、遠くを見るときは交感神経が優位になります。ところがパソコン作業中の脳は交感神経が優位に働いているにもかかわらず、近くの画面を見るために副交感神経の刺激が目に送られることになります。**交感神経と副交感神経、どちらもフル稼働することになれば神経機能に矛盾が発生し、自律神経のバランスが崩れてしまいます**。その結果、目の疲労が発生するというわけです。

とはいえ、パソコン作業をする人にとって、この自律神経の矛盾は避けては通れません。そこで、パソコンやスマホ作業をする際は、**20～30分に1回はモニターから離れ遠くを見るなどして、自律神経にかかる負担を軽減させましょう**。また、目を閉じて視覚情報を遮断する、立ち上がって血流を促す、水やお茶を飲むなどして胃腸を刺激するのも副交感神経を優位にし、リラックス効果を高めてくれます。

目のピント合わせは自律神経が行う

遠くを見るとき

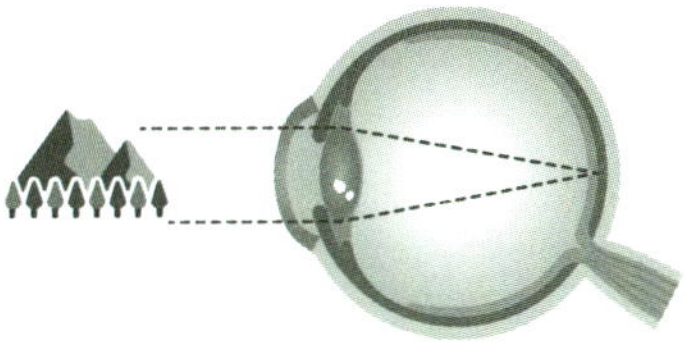

交感神経が優位になる。毛様体筋が弛緩し、水晶体が薄くなり遠くの物にピントが合う。遠くから近くの物に視線を移しても瞬時にピントが合うのは副交感神経の働きのため。

近くを見るとき

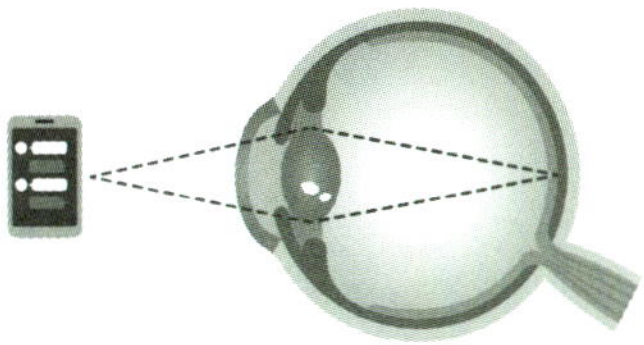

副交感神経が優位になる。毛様体筋という目の筋肉が収縮することで、レンズの役割をする水晶体が厚くなり、近くの物にピントが合う。

眼精疲労は自律神経の矛盾から

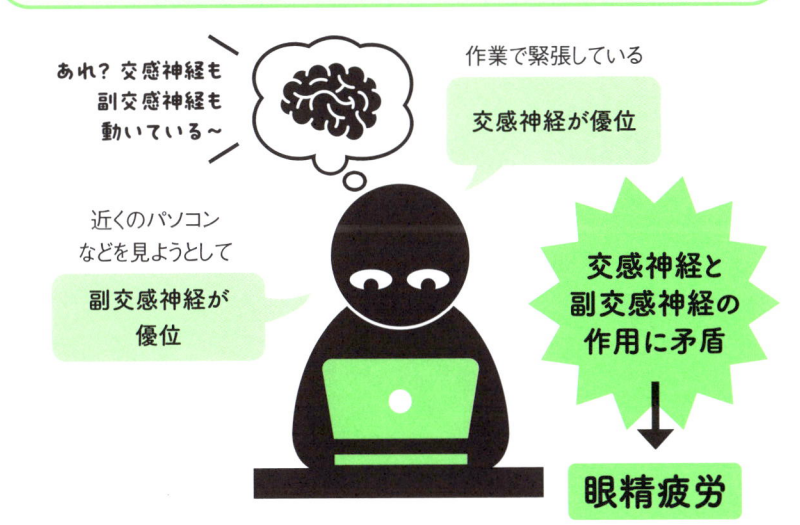

近くのパソコン
などを見ようとして

交感神経と

作用に矛盾

あれ？ 交感神経も
副交感神経も
動いている～
作業で緊張している

COLUMN 1

疲労回復したいなら、どっち？

疲労回復 新常識クイズ

「疲れたなぁ〜」というとき、あなたはどのような行動で疲れをとろうとしますか？　正しいと思うほうを選んでみましょう。

Q1

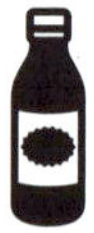

栄養ドリンクを飲む

緑茶やコーヒーを飲む

Q2

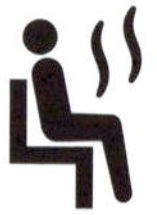

サウナで汗を流す

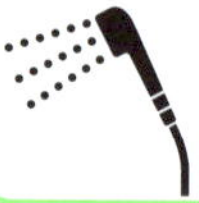

熱いシャワーでさっと入浴

Q3

焼き肉でスタミナをつける

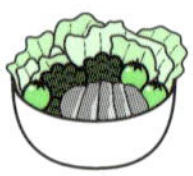

サラダチキンでお手軽ごはん

Q4

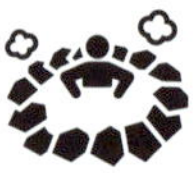

温泉やゴルフに出かける

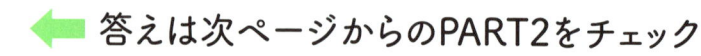

自宅でのんびり読書

← 答えは次ページからのPART2をチェック

PART 2

9割が間違えている 疲労回復のウソ・ホント

疲れをとるためにやりがちな「栄養ドリンクを飲む」「うなぎを食べる」「ジムで汗を流す」「温泉に行く」。

これらの行動は正しいのでしょうか。

医学的に正しい知識を解説します。

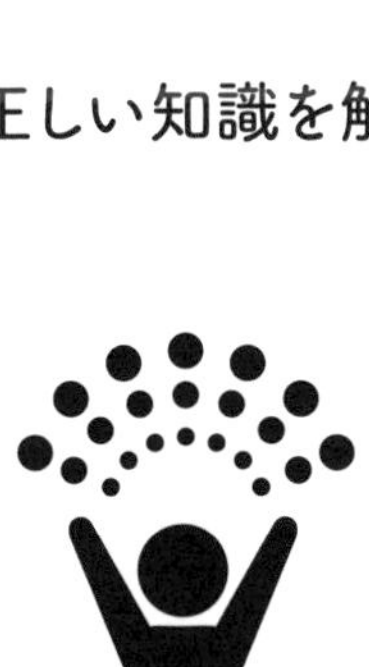

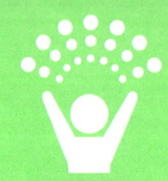

栄養ドリンクは飲むほど疲れていく

「疲れがとれた」は勘違い！

栄養ドリンクで疲れ解消！　と思っている人は多いようですが、**実は現在市販されている栄養ドリンクの中で疲労回復効果が人を対象として科学的に実証できているものは１つもありません**。現在、栄養ドリンクの多くが「タウリン」の含有量をアピールしていますが、そもそもタウリンに疲労を回復させる効果はありません。しかもタウリンは体内で必要量を合成できる成分のため、大量に摂取する必要はありません。

それでも、栄養ドリンクを飲むと、頭がスッキリして疲れがとれた気がするという声もありますが、ドリンクに含まれている大量のカフェインの覚醒作用と、微量のアルコールで気分が高揚しているだけ。疲労そのものは解消されていません。それどころか、過剰に摂取すると感情のコントロールが効かなくなったり、依存症を引き起こしたりする恐れがあるとして、安全性の調査が行われている国もあるのです。

例えば、徹夜明けのプレゼンや試験勉強など、一時的に気合を入れたいときの目覚まし剤としての効果は否定しません。ただし、頼り過ぎは禁物です。日常的に栄養ドリンクを摂取していると、**その覚醒効果や高揚感で疲れが回復できたと思い込み、実際は疲労が蓄積されていく危険性があるからです**。かえって疲労回復の妨げになってしまうのです。

栄養ドリンクで疲労が増えている!?

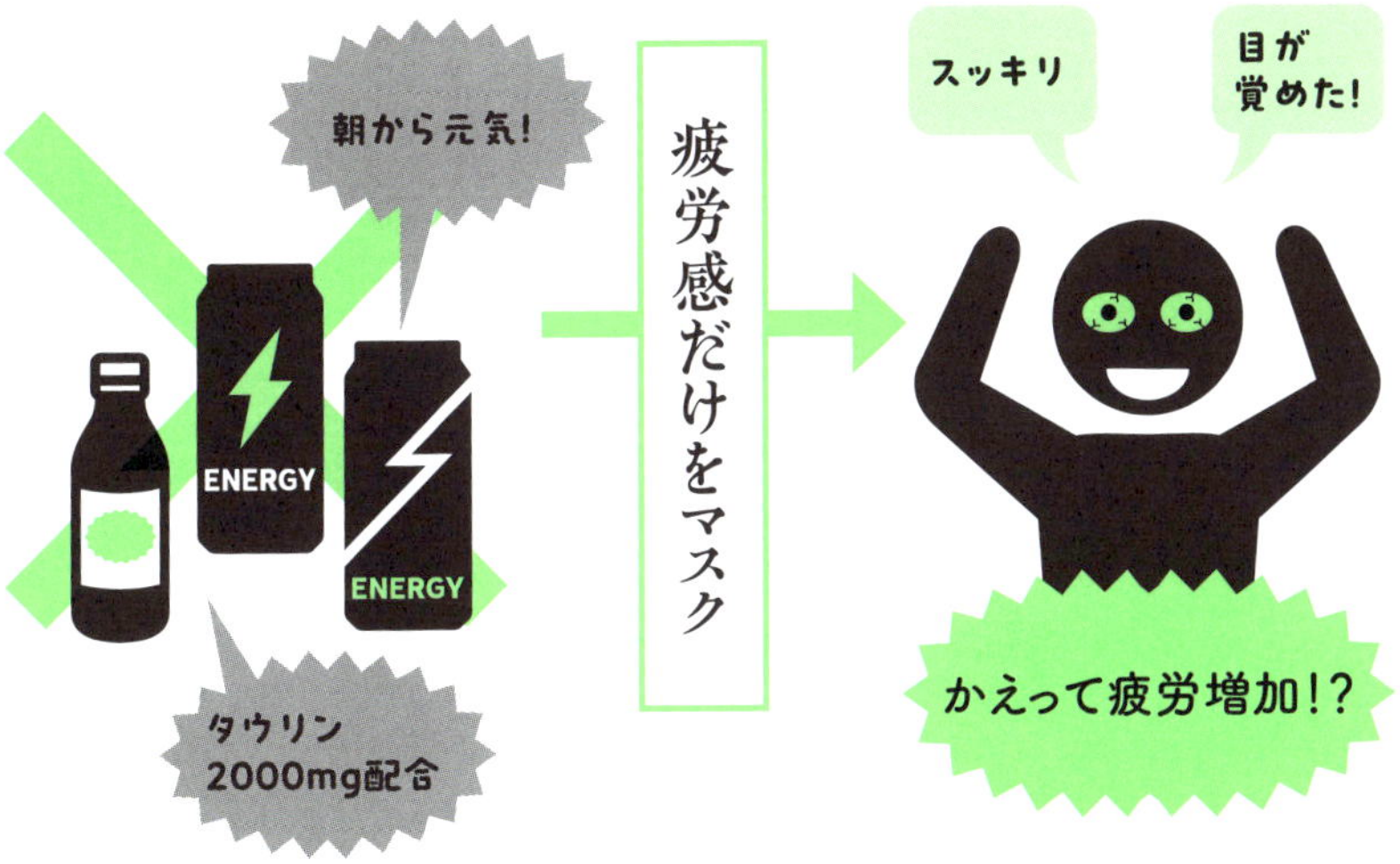
朝から元気!
ENERGY
ENERGY
タウリン
2000mg配合
疲労感だけをマスク
スッキリ
目が
覚めた!
かえって疲労増加!?

疲労回復のおすすめドリンクは?

コーヒー

コーヒーの黒い色の元になっているのはクロロゲン酸というポリフェノールの一種で、強い抗酸化作用を持つ。カフェインの摂り過ぎを防ぐため1日3〜4杯までが適量。

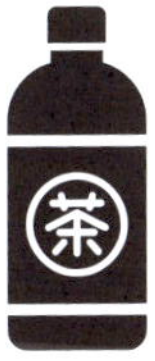
茶

日本茶

日本茶に豊富に含まれるカテキンなどの抗酸化物質が体内の酸化ストレスを軽減し疲労を防いでくれる。さらに、アミノ酸の一種であるＬ－テアニンがリラックス効果をもたらす。

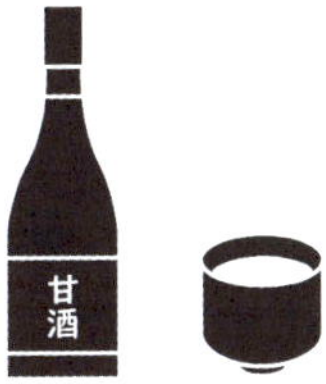
甘酒

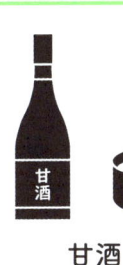

甘酒

「飲む点滴」ともいわれ、疲労回復を促すビタミンＢ群をはじめ、食物繊維やブドウ糖などが豊富に含まれている。江戸時代には夏場の体力不足を補う飲み物として活躍した。

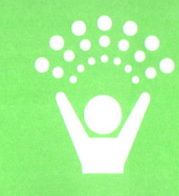

サプリメントは疲労回復効果に意味ないどころか逆効果のものも

栄養素の効果を見極める

疲労回復のために効果があると誤解されているものにビタミンＣとアミノ酸があります。**ビタミンＣを４週間にわたり１日３０００mg以上を摂取しても抗疲労効果は認められないことがわかっています**。ただし、ビタミンＣには強い抗酸化力があり、疲労を起こす元凶である活性酸素を攻撃しますので、一時的な除去には役立ちます。ただ、活性酸素は一時的に除去しても何分も待たないうちにまた出現します。抗酸化作用はイミダペプチドのように脳内で持続的に効果を発揮する必要があるのです。

スポーツドリンクやアミノ酸ドリンクに多く配合されている必須アミノ酸「ＢＣＡＡ」も疲労回復効果ありと言われていますが、実はとりすぎると疲労感が増す恐れがあります。**さらに問題なのは、必須アミノ酸「トリプトファン」の働きを阻害してしまうこと**。ＢＣＡＡとトリプトファンは、脳に入る際、ともに血液脳関門を通過するため、ＢＣＡＡを多量に摂取すれば、ＢＣＡＡが優先されトリプトファンの脳への取り込みが減少します。トリプトファンは感情の安定に重要な役割を果たす神経伝達物質「セロトニン」の合成に必要不可欠なもの。**疲労回復のつもりが、逆にイライラを増すという結果にもなりかねません**。サプリメントより１日３食しっかりとることが必要です。

サプリメントは疲れ対策にならない?

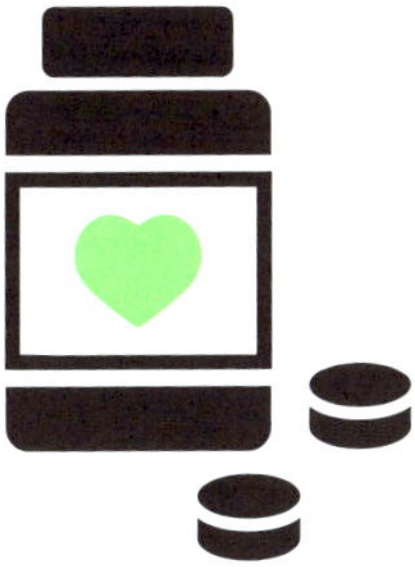

マルチビタミンサプリ

サプリより炭水化物、タンパク質、脂質、ビタミン、ミネラルを含むバランスのとれた食事をすることのほうが大事。

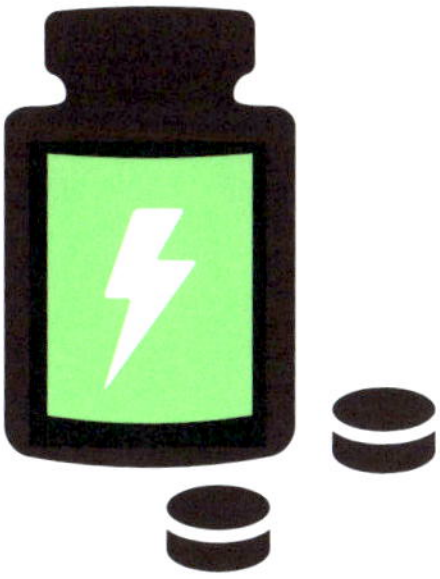

ビタミンC、BCAA

長時間での疲労回復効果は実証されていないどころか、疲労感が強くなる恐れもある。体内のアミノ酸バランスを崩す可能性も。

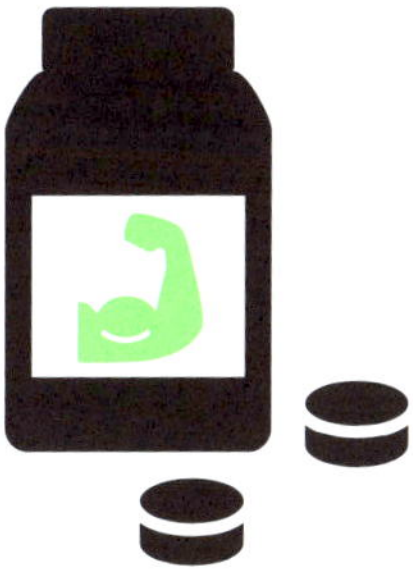

カルシウム

カルシウムを多く摂取しても、99%が骨と歯の成分になり自律神経には作用せず、イライラ解消にはならない。

サプリメントをとるなら……

イミダペプチド＆コエンザイムQ10がおすすめ

イミダペプチドは優れた疲労効果を持ち、コエンザイム Q10 は体内のすべての細胞内でエネルギーをつくり出す補酵素の役割を果たす。実際、イミダペプチドを摂取後4時間から疲労感が軽減されていくことが証明されている。イミダペプチドサプリを購入する際は「イミダペプチド認証マーク」がついているものを選ぶとよい。

イミダペプチドは疲労感を軽減する

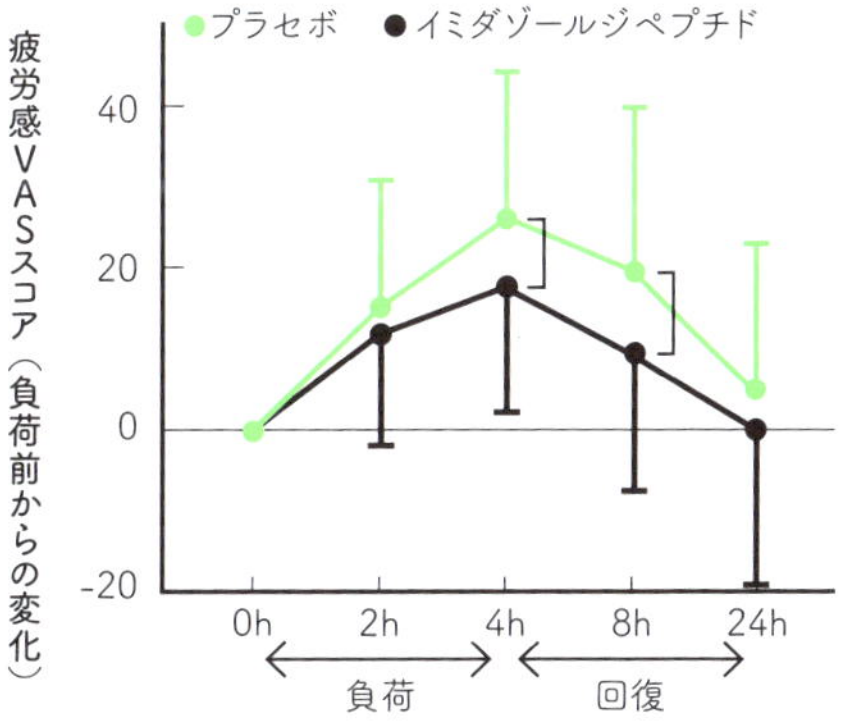

田中雅彰ほか「CBEX-Dr 配合飲料の健常者における抗疲労効果」『Jpn Phamacol Ther（薬理と治療）vol.36 no.3 2008』をもとに作成

お酒は疲労回復面ではメリットなし

飲むなら適量で、睡眠前には水を

「酒は百薬の長」という言葉は、もう死語だと理解してください。「赤ワイン1杯は健康長寿」と言われていた時代もありましたが、最新の研究では1杯の飲酒も有害であることが示されています。ただ、健康面以外では、コミュニケーションに役立ったり、一時的ではあるものの気分を解放してくれるのも事実。医学的には断酒がベストですが、どうしても飲酒したい際はやはり適量にするのがベター。

　アルコールの90％は肝臓で処理されますが、その代謝のプロセスで活性酸素が発生します。**適量を超えれば、それだけ活性酸素が増えることになり疲労も増していきます**。さらに脱水も起こりやすく、自律神経とその中枢に大きな負担をかけることになるのです。

　夜、なかなか寝付けないため、寝酒をして寝るという人もいますが、それは酩酊して寝落ちしているだけ。睡眠の質は大きく低下し、脳を疲労から回復させる深い眠りである「ノンレム睡眠」の時間が短くなってしまうのです。さらに危険なのが、酔って寝るといびきをかきやすくなること。アルコールが喉や舌など気道周りの筋肉を弛緩させ、気道を狭くしてしまうのです。**自律神経が休まらないばかりか、睡眠時無呼吸症候群の危険もはらんでいます**。睡眠前によい飲み物とは……コップ一杯の水なのです。

快眠を導く飲み物はなに？

お酒は飲み過ぎれば、アルコールやアルコールの代謝過程で生じるアセトアルデヒドの作用によって、脱水症状を起こしたり、眠りが浅くなったり、マイナス効果が増えていく。お酒が好きで気持ちよく飲みたいなら、自身の体質にあった適量の範囲をしっかり守ることが大事。なお、睡眠前に飲むといい飲み物は水。

これはNG!
- 寝酒
- 飲み過ぎ

お酒は寝る3時間前まで

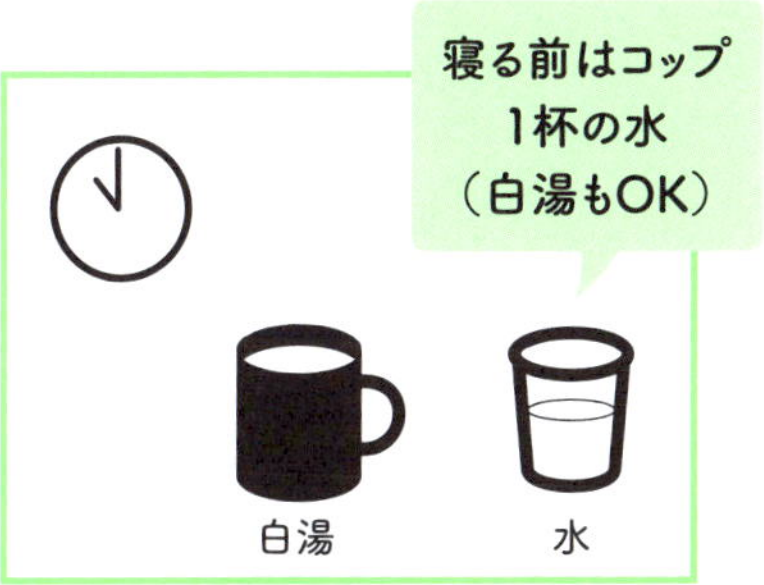

水が疲労回復にキク理由

脱水症状　体内の水分（血液やリンパ液など）が不足している状態

↓

体液減少　体温調節機能が低下し、疲労感があらわれる

↓

自律神経の疲弊
血液循環や心拍、血圧を調整する自律神経がフル稼働

POINT

昼寝の前はカフェイン飲料

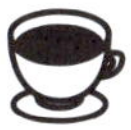

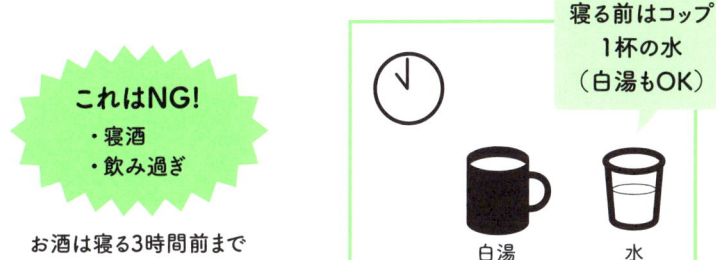

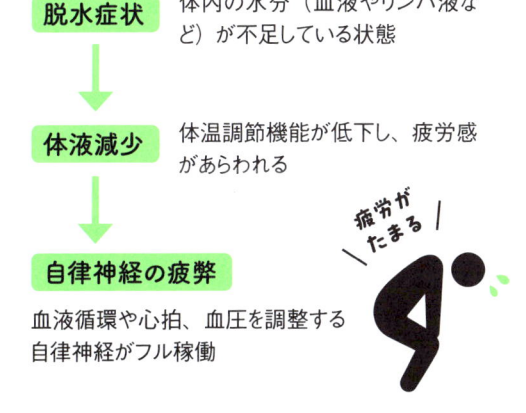

夜就寝前のカフェインはNGだが、昼寝前はおすすめ。覚醒作用が働き、20～30分後のちょうどいい時間に目が覚める。昼寝は20分程度、12～15時の間にするとよい。

コップ半分（80～100ml）の水をこまめに飲むとよい!

「疲れたときはスタミナ食」はウソ

スタミナ食で自律神経はへとへと

「スタミナ食」と聞いてどんな料理が浮かびますか？ おそらく多くの人がうなぎや焼き肉、あるいはニンニクをたっぷり使った料理をイメージすると思います。特にうなぎは「土用の丑の日」で知られるように、夏のスタミナ食の定番として親しまれています。

確かに、戦後日本がまだ貧しかった時代、ビタミンB群が豊富なうなぎや、良質なタンパク質を多く含む焼き肉は疲労回復に効果を発揮したかもしれません。しかし、栄養豊富な食材が巷にあふれ、たやすく手に入る現代社会においては、摂取エネルギーが不足して疲労を起こすことはありません。**むしろ、脂肪分が多くカロリーも高いこれらの料理は消化に時間がかかり、自律神経の負担が増えます**。かえって疲れが増す恐れがあるといえるでしょう。

一方で、健康維持のために週末に断食をしたり、1日1食にしたりするなど、食事制限をする人も増えているようです。消化器官を休ませる効果があると捉える人もいるかもしれませんが、脳にとってはよくありません。**空腹の時間が長くなると交感神経が優位になり、体内に蓄えている体脂肪やグリコーゲンを分解し体のエネルギーバランスを整えようと働き続けます**。

その結果、自律神経のバランスは崩れ、脳疲労を招いてしまいます。

スタミナ食は胃腸への負担大

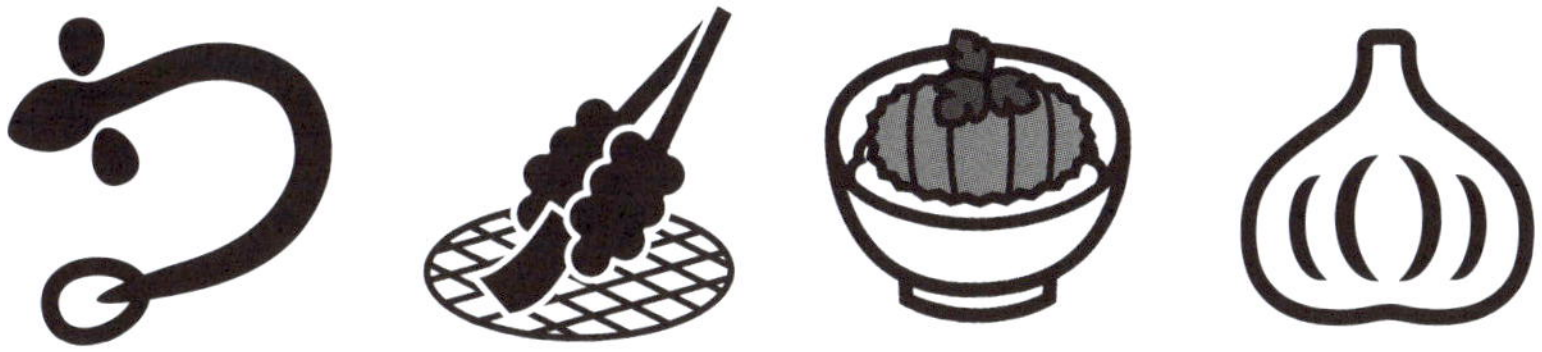

うなぎ　焼き肉　カツ丼　ニンニク料理

↓

こってり料理は胃腸に重く、
かえって自律神経を乱す結果に

↓

疲れているときにおすすめの食材

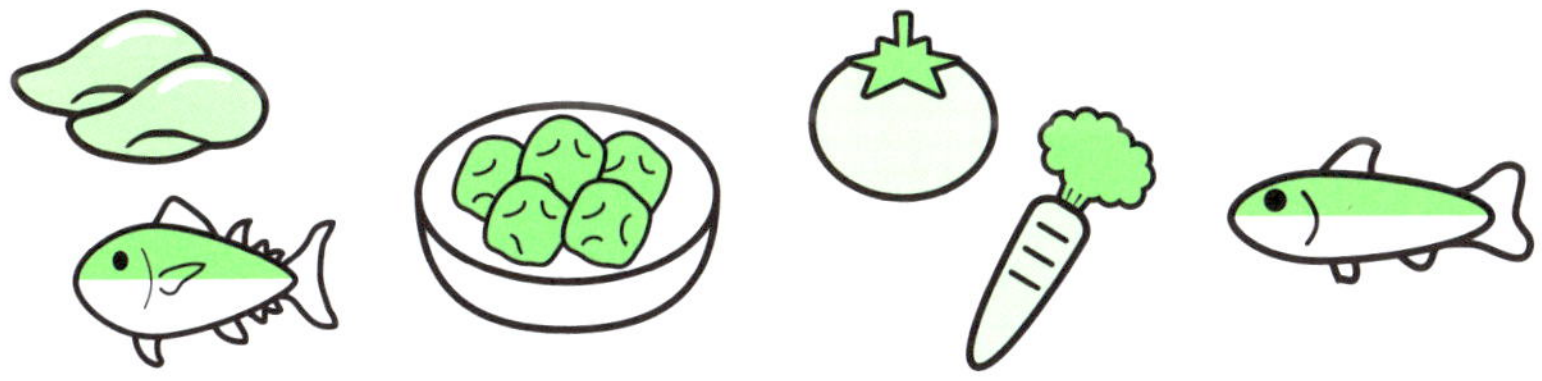

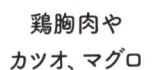

鶏胸肉や
カツオ、マグロ

梅干しや酢、
柑橘類

緑黄色野菜

青魚

詳しくはPART4で解説

温泉やサウナは疲労回復にとって逆効果

熱いお風呂で自律神経は大忙し

「温泉に入っても疲れはとれない」、そう聞くと驚く人も多いでしょう。これはサウナなどでも同様で、汗をかいたら新陳代謝がよくなると思われがちですが、汗をかいても脱水が進むだけで血行がよくなるわけでもありません。むしろ、血流は水分が減ることで悪化します。こうした誤解があるため、**温泉やサウナで大量の汗をかき、疲れをとろうとする人がいますが、むしろそれは逆効果なのです**。

　例えば、1泊2日の温泉旅行に出かけたとしましょう。短い滞在だし、せっかく来たのだからと自宅のお風呂より熱いお湯に何度も入れば、**そのたびに体温や脈拍、血圧は上昇し、その調整のために自律神経は大忙しで、疲労は溜まる一方です**。

　42℃の熱いお風呂は、脳の温度を安定させたい自律神経に負荷をかけるだけ。実際、42℃の湯に30分間入浴していると、脳の温度は3℃上がることが示されています。42℃の湯に30分間入れば、ほぼ全員が熱中症を起こすことになります。熱いお湯に肩までしっかり浸からないと温泉に入った気になれない！　何回も入る！　という人もいるかもしれません。しかし、かえって疲労を蓄積してしまっているのです。疲労回復のための効果的な入浴方法については、PART3で詳しくお話しします。

疲れがとれると思っているけど……

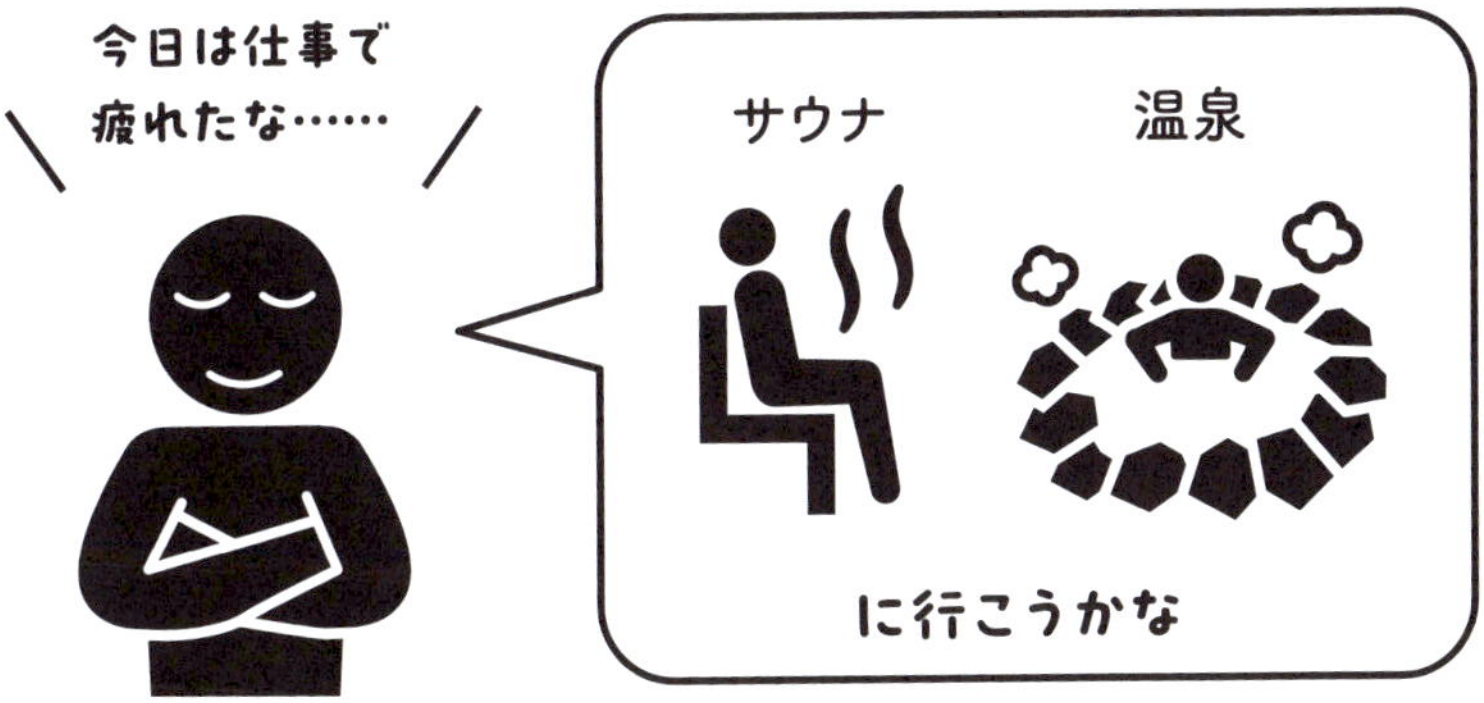
今日は仕事で
疲れたな……
サウナ
温泉
に行こうかな

実は、脳はかえって疲れている
疲労回復効果なし!

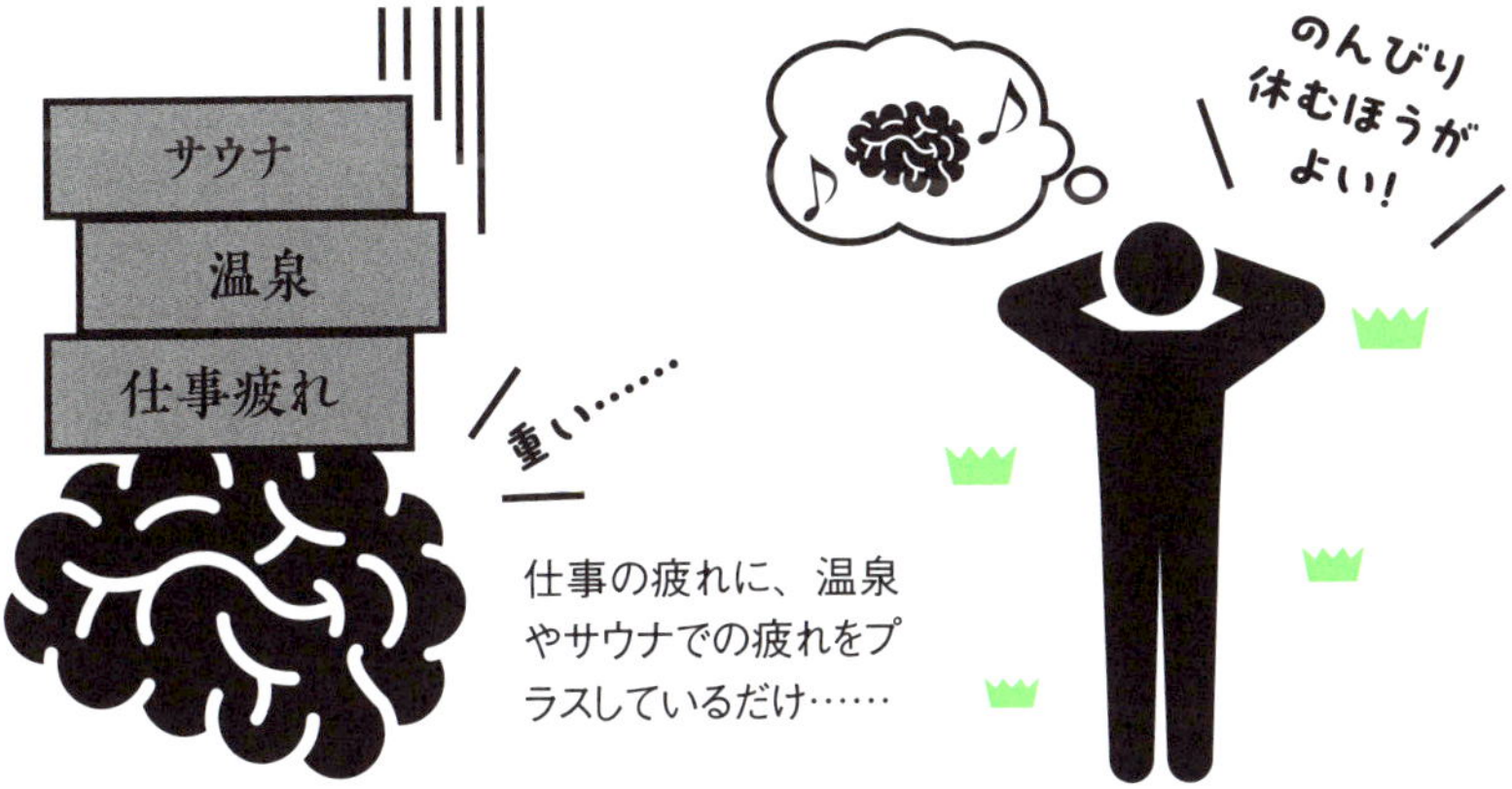

仕事の疲れに、温泉やサウナでの疲れをプラスしているだけ……
のんびり休むほうがよい!

ハードな運動はNG！通勤くらいがちょうどいい

運動がかえって疲労蓄積に!?

運動で肥満を解消しようとする人が多くいます。もちろん、肥満は生活習慣病の引き金になりますので、健康のため適正体重を維持することは必要です。しかし、だからといって、仕事で疲れているにもかかわらず、ジムでトレーニングに励んだり、ランニングしたりするのは、脳と体にとって決してよいことではありませんし、場合によっては危険を伴うこともあるのです。

「仕事で疲れても、運動して汗をかくとリフレッシュできる」という声もよく聞きますが、それこそが大きな落とし穴。26ページでもお話ししたように、「意欲や達成の中枢」とも呼ばれる前頭葉の働きが疲労感を隠してしまいます。さらに、運動中、脳内ではエンドルフィンやカンナビノイドといった物質が分泌されます。**これらは疲労感や痛みを消すために防御的に分泌されるもので、幸福感や鎮痛効果をもたらすことから「脳内麻薬」とも呼ばれます**。長距離ランナーがある時点から辛さを感じなくなる、いわゆる「ランナーズ・ハイ」という現象も、これらの脳内物質が分泌されるからなのです。

運動しないと筋肉が落ちて心配というのは誤解です。マラソン選手を見たらわかるように、長距離のランニングはむしろ筋肉を落としてしまうこともあります。疲れたときは運動せず、休むのが正解です。

休日のスポーツやジムで疲れは吹き飛んでいない

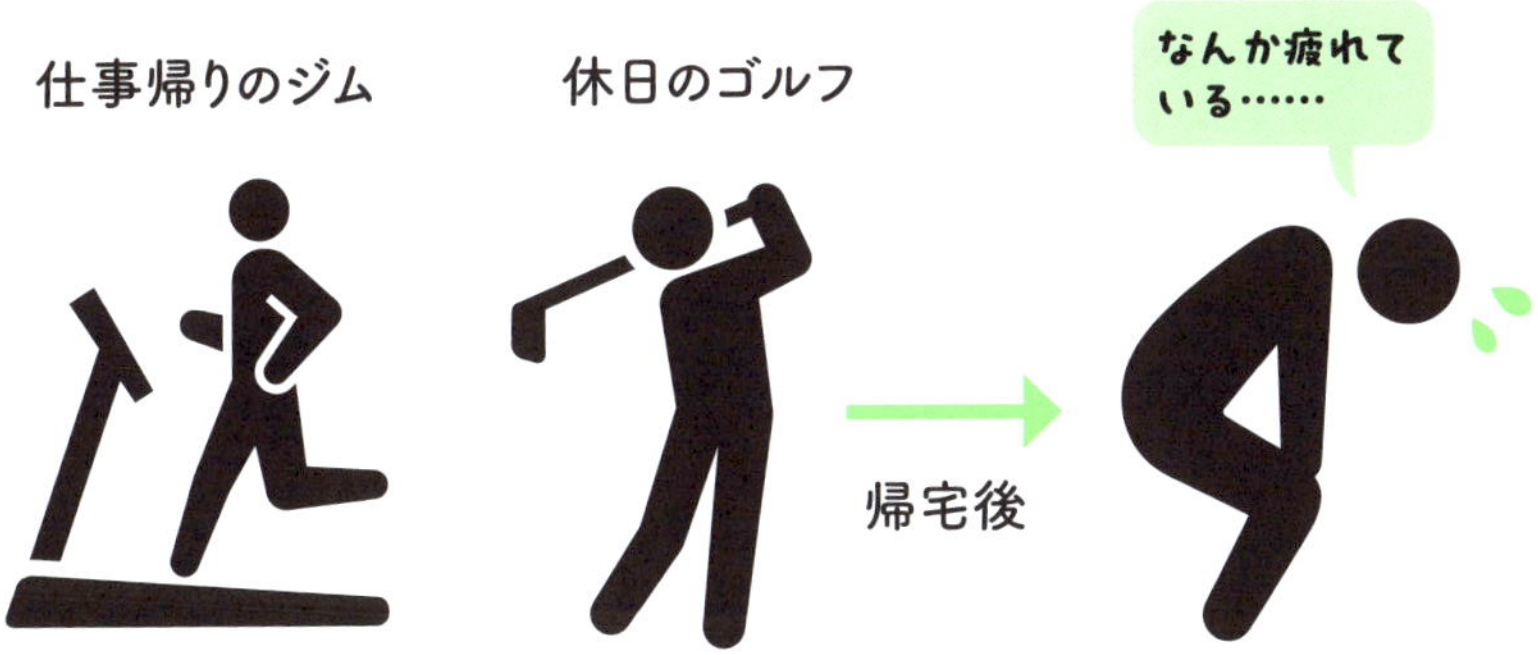

リフレッシュ・気分転換にはなるが、疲れはたまる一方

運動は通勤するだけで十分！

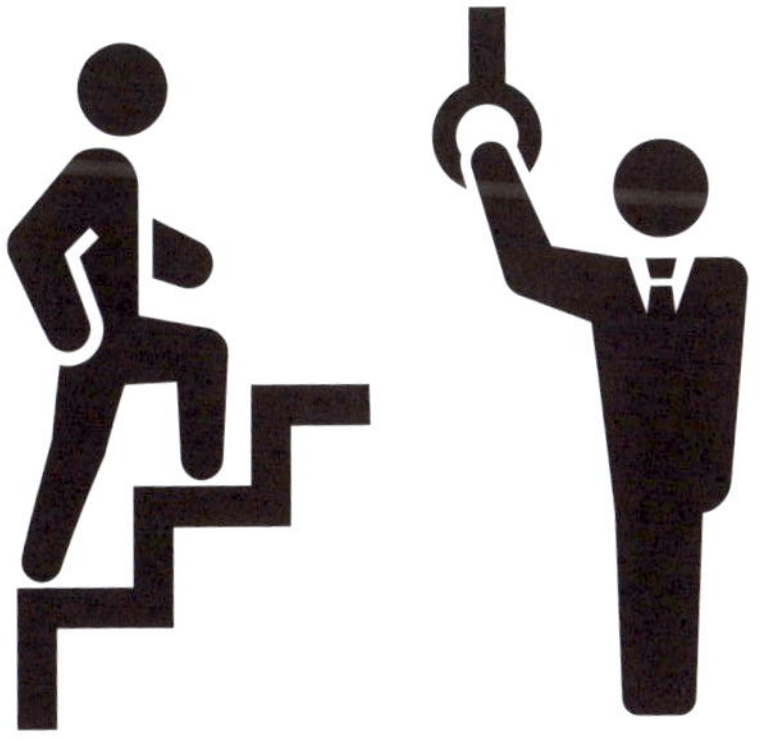

なるべく階段を使う　　電車内で立つ

ジムに行かなくてもよい

通勤時間も立派な運動になる。電車で長時間立っているだけでも、乗り換えで歩くだけでも運動しているのと同じ。また、寝る前に前屈や腰ひねりなど簡単なストレッチをすれば血流が改善され、ぐっすり眠ることができる。

「乳酸＝疲労物質」説は誤解

乳酸がエネルギー供給の助けに

運動時の疲労や筋肉の痛みは、乳酸が筋肉に蓄積することが原因であると考えられてきました。皆さんの中にもそう思われている方もいるのではないでしょうか。乳酸は筋肉で糖質からエネルギーをつくるプロセスで生じます。乳酸は酸の一種のため、筋肉中で濃度が高くなると筋肉が酸性に傾き、エネルギー代謝に関わるいくつかの酵素の働きを低下させ、結果的に筋肉の収縮や運動能力が制限されると考えられていたのです。**しかし、近年の複数の研究によって「乳酸＝疲労物質」説は誤りであることが証明されています。**

筋肉の2大エネルギー源は脂質と糖質です。エネルギーをつくり出す際、脂質は酸素を必要とし、糖質は必要としません。激しい運動をすると筋肉で酸素の消費量が増え、供給が追いつかなくなります。そこで、酸素がなくても素早くエネルギーをつくり出すことのできる糖質が主なエネルギー源になります。

乳酸は糖質が代謝される過程で発生し、酸素の供給が回復すると筋肉細胞のエネルギー源として利用されます。つまり、乳酸は老廃物ではなく糖質の分解やエネルギー代謝を助けてくれるのです。**乳酸は疲労物質ではなく、むしろ疲労回復に力を発揮し、パフォーマンスをサポートする物質として再評価されています。**

乳酸=疲労物質ではない

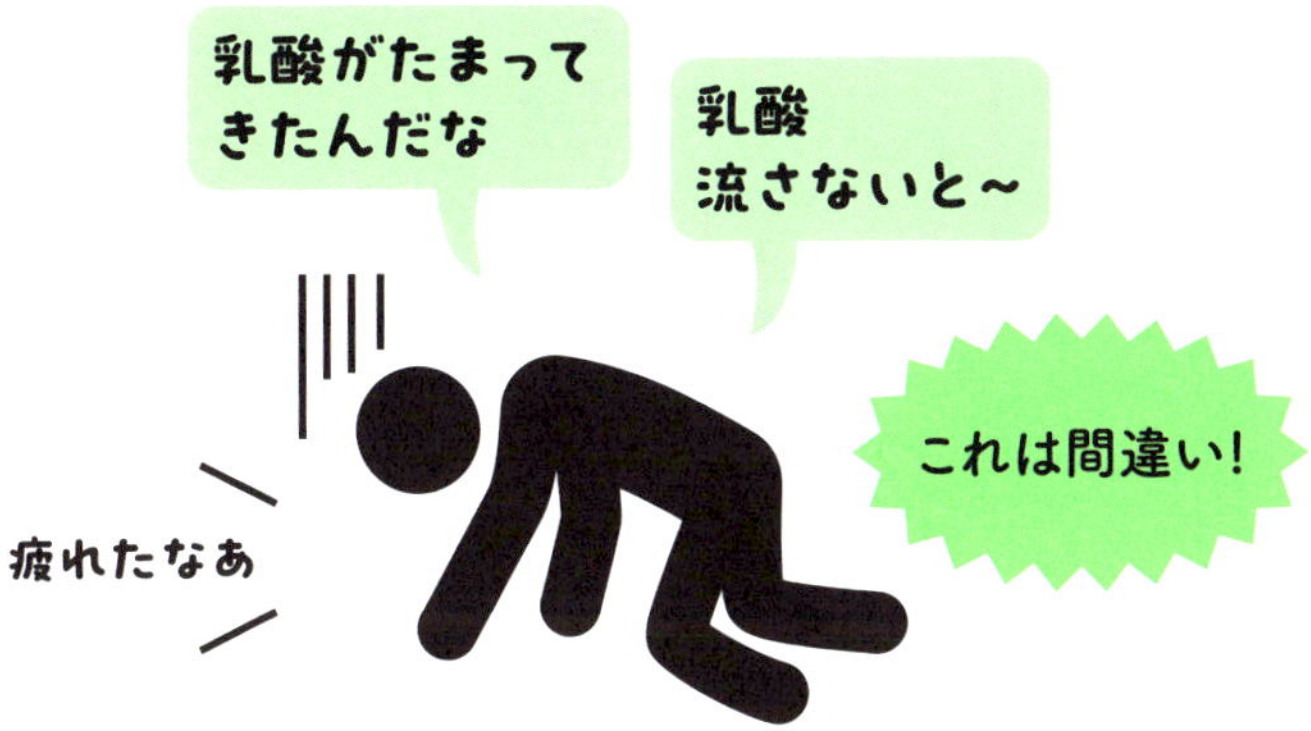
乳酸がたまって
きたんだな
乳酸
流さないと～
これは間違い!
疲れたなあ

乳酸とは何か

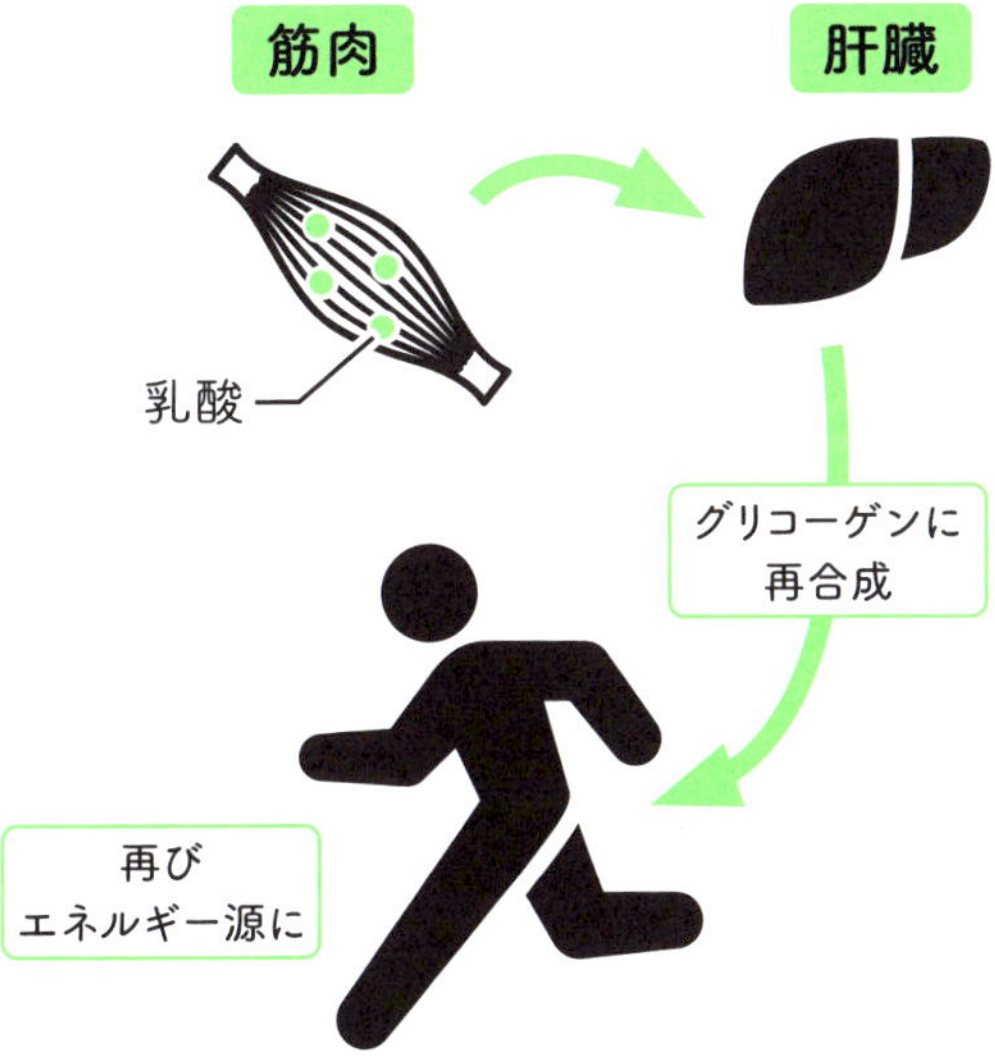
筋肉
肝臓
乳酸
グリコーゲンに
再合成
再び
エネルギー源に

乳酸増加で筋肉の酸化が進むは誤り

運動中、エネルギーを生産する過程で糖が分解され乳酸が生成されるが、筋肉内の pH は一定に保たれ、酸性に傾くことはない。最新の研究では乳酸の増加とそれに伴う若干の酸性化は筋肉の活動を促進することがわかっている。

COLUMN 2

疲れを減らすための SNSとの付き合い方

SNS上の人はあくまでも他人 スマホとはほどよい距離感を

XやInstagram、FacebookといったSNSはかかせないコミュニケーションツールである一方、そのやりとりに疲れを感じる人は年々増えています。自分の投稿に対する「いいね」やコメントを気にしたり、他の人の楽しそうな投稿を見て嫉妬したり、友だちの投稿に反応しなくてはとプレッシャーを感じたり……。これではリアルな場での人疲れに、インターネット上の人疲れも上乗せしてしまいます。

SNS上で接する人は他人と割り切りましょう。他人の悩みはあなたの悩みではありません。解決できないことはきっぱりと諦めて。また、SNSの投稿を見て孤独を感じるなら、どこかに自分だけの居場所をつくりましょう。リアルな場でもネット上でも、適度な距離感で心地よく過ごせることが大切。そして、1つのコミュニティに依存し過ぎないようにすることがポイント。スマホは22時以降は見ない、すぐには返信しないなどとマイルールを決めて、リアルとインターネット、二重の人疲れが起きないように自衛しましょう。

PART 3

疲労回復の専門医が教える

疲れが究極にとれる新習慣

疲れのしくみがわかったところで、その疲れを劇的に回復する方法をご紹介します。睡眠や入浴など生活習慣をほんの少し見直すだけで十分なのです。

脳を冷却すると疲れがとれる！

脳にとっての適温は22～24℃

高温多湿の日本では、真夏の熱中症対策が不可欠ですが、**実は体の中で一番発熱しやすく、のぼせやすいのは脳なのです**。脳は全身のエネルギー消費の約20%を占めるといわれ、その活動に伴い熱を発します。外気温が高くなればその分、脳もフル稼働しなければならず、オーバーヒートの危険が高まっていきます。そうならないためには常に脳を冷却し最適温度に保つ必要があるのです。かといって冷感シートを額に貼っても冷えるのは表面だけ。脳には何の影響もありません。

脳を冷却するコツは鼻呼吸にあり、その方法については、のちほど詳しくお話ししますが、まず覚えていただきたいのが、**脳にとっての最適温度、つまり脳が疲れをため込まず、最も機能を発揮できる室内温度は22～24℃だということです**。

ただし、体の適温は筋肉の量に比例しますので、欧米人に比べて筋肉量の少ない日本人、特に基礎代謝の低い女性にとって22～24℃は寒過ぎます。エアコンが苦手な女性が多いのはそのためともいえるでしょう。体にとっての快適温度は25～27℃ですので、**エアコン温度は24±1度を目安に設定し、寒さを感じたら上着を羽織るなどして体は温かく脳は常にクールダウン**。これが脳にとってはベストな状態なのです。

脳を冷やして体は温かく

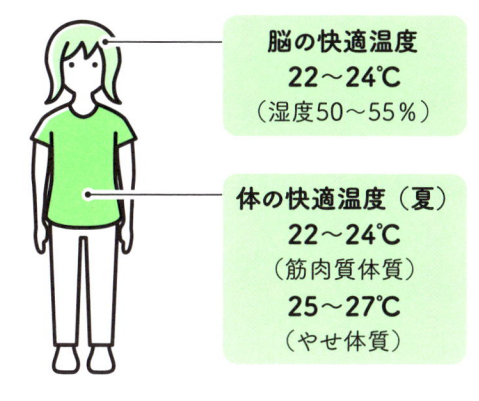

脳の快適温度
22〜24℃
（湿度50〜55％）

体の快適温度（夏）
22〜24℃
（筋肉質体質）
25〜27℃
（やせ体質）

POINT

※1年を通して、18℃以下あるいは25℃以上の室温は避けるべき
※室温は24℃プラスマイナス1℃の範囲内を心がけ、体は衣類などで温かく保つこと

女性は平均的に筋肉量が少ない

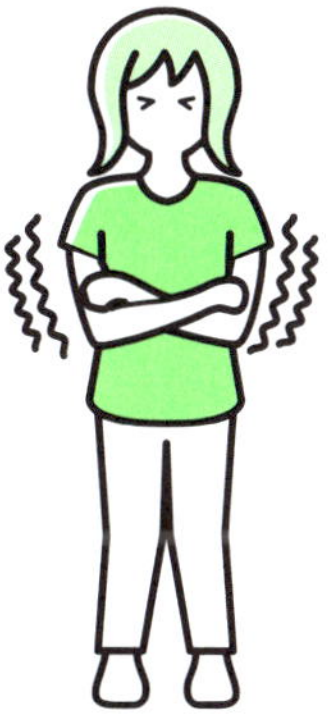

筋肉量が少ない

・熱産生が少ない
・基礎代謝が低い

↓

脳にとっての快適室温（22〜24℃）は
女性にとって寒過ぎる！

↓

交感神経の優位、自律神経疲弊

・末梢血管の収縮による熱放散の抑制
・末梢血流量・皮膚温の低下

脳は冷やしても体は温かくするべし！

疲労がとれない
睡眠の質の低下
老化
病気にかかりやすくなる

睡眠の質を上げることが疲労回復への近道

眠りはじめの3時間が勝負！

疲労回復のためには十分な睡眠が必要ですが、単純に睡眠時間を延ばせばいいわけではありません。**肝心なのは「睡眠の質」なのです。**「たくさん寝ているのに、疲れがとれない」という悩みの原因も実は睡眠の質にあるのです。

睡眠には「ゴールデンタイム」と呼ばれる時間があります。それが眠りはじめの3時間です。私たちが眠っている間、浅い眠りの「レム睡眠」と、深い眠りの「ノンレム睡眠」が交互に繰り返されますが、十分に疲労を回復するためには、ノンレム睡眠が4回前後あるとよいと言われています。入眠直後、まずノンレム睡眠がはじまり、深いステージで脳は休息状態に入り、新陳代謝を促す「成長ホルモン」が大量に分泌されます。成長ホルモンは代謝の調整をはじめ、筋肉や組織の修復などを行うホルモンで、子どもの発育に重要な役割を果たしますが、大人においても疲労回復やストレス解消のためにも欠かせません。**つまり、眠りはじめて最初の3時間に質の高い睡眠を得られなければ、脳の疲れを回復させるのが困難になります。**

そして、4回前後のノンレム睡眠を得るためには、途中で目覚めないことも大切。途中覚醒の一因でもある寝室の二酸化炭素濃度などに気を付けて、朝までぐっすり眠り、脳を休めましょう（次ページグラフ参照）。

「たくさん眠る」ではなく「質のよい睡眠」

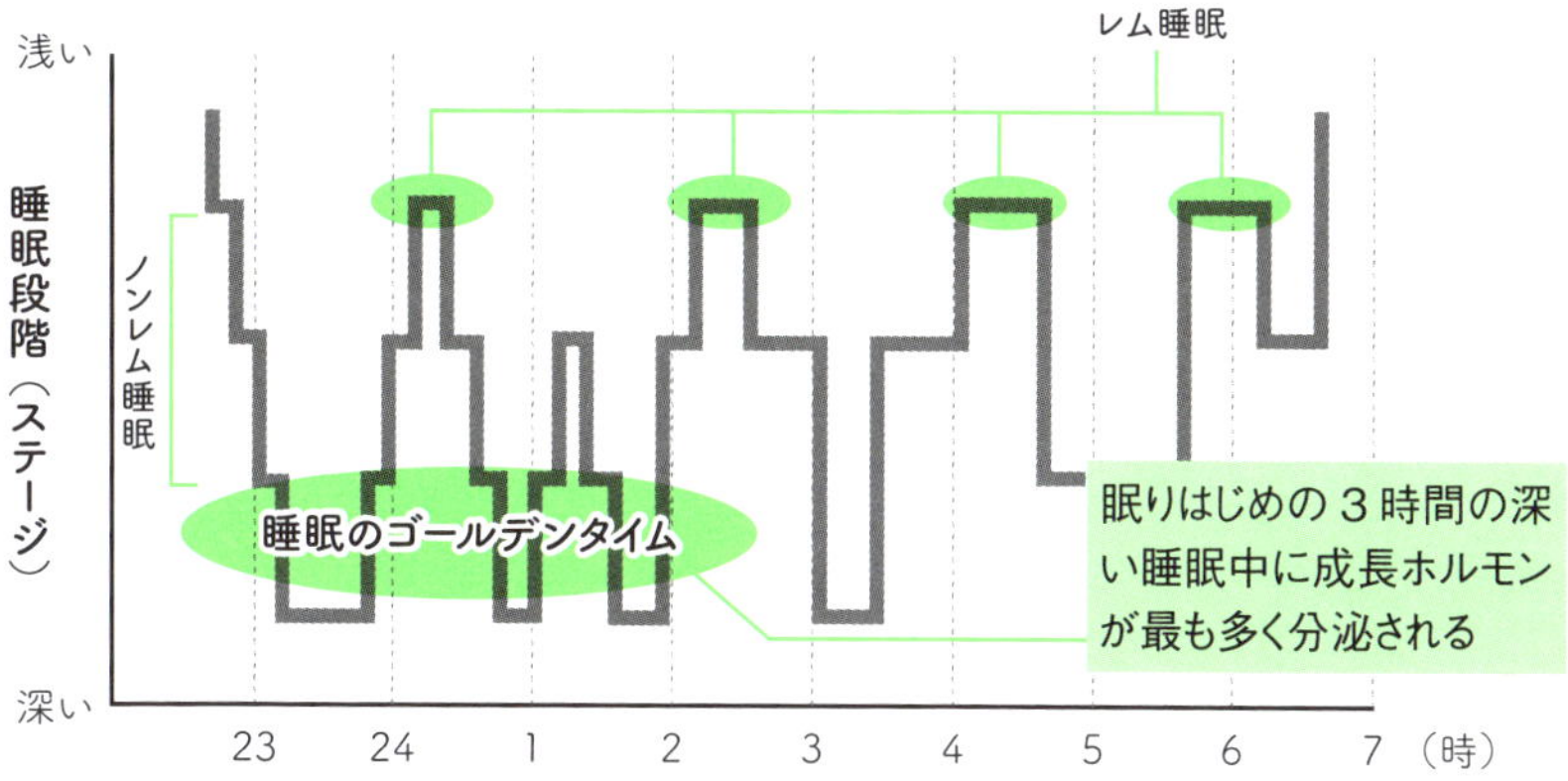

レム睡眠とノンレム睡眠

睡眠中、深い眠りのノンレム睡眠と眠りの浅いレム睡眠が交互に訪れ、起床するまでの間、かなり個人差があるが、約 90 分サイクルで繰り返される。疲労回復のためには一晩に4回前後ノンレム睡眠が訪れることが理想とされている。

夜中に目覚めるのはCO_2が原因!?

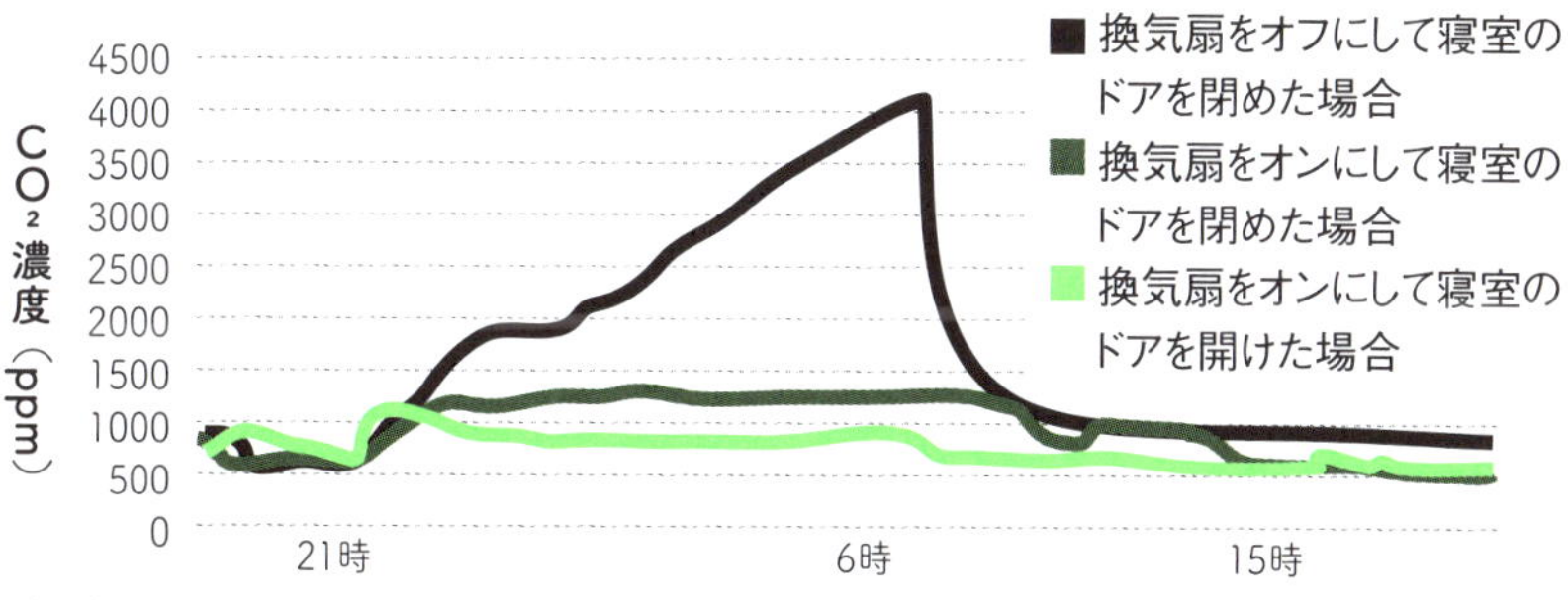

寝室のCO_2濃度と睡眠

室内の CO_2（二酸化炭素）濃度が 1000ppm を超えると中途覚醒が増えるなど、睡眠の質が急激に悪化。閉め切った8畳程度の寝室に二人で寝た場合、室内の CO_2濃度が 2000ppm をはるかに超えてしまうこともある。

※三菱電機の資料をもとに作成

脳を冷却する「4―7―8呼吸法」

鼻から吸った空気が脳を冷却

睡眠の質を上げるためには昼間の活動で熱を持ってしまった脳をクールダウンする必要があります。**そのために最も手軽で効果的なのが62ページでもお話しした鼻呼吸です**。鼻から吸った空気は鼻の穴から喉へと続く鼻腔を通り、咽頭から肺へと進みます。鼻腔は自律神経を司る視床下部と前帯状回の近くに位置しているため、鼻から空気を吸い込めば自律神経中枢を冷やすことができるのです。**つまり、鼻が「脳の冷却装置」の役割を果たしてくれるというわけです**。

やり方は簡単です。まず4秒かけて鼻から息を吸います。7秒間息を止めたら、8秒かけてゆっくり口から息を吐き切る、これだけです。**この「4―7―8呼吸法」を寝る前、エアコンのきいた室内など涼しい場所で3～4回繰り返します**。冷房の吹き出し口から出る冷たい空気、冷凍庫の冷気を直接吸い込めばより脳を冷却できます。肺活量が少なくて、息を止めるのが難しければ、「3（吸う）―4（止める）―5（吐く）」でも構いませんし、できる範囲で大丈夫です。

脳の温度、すなわち深部体温が十分に低下しないままでは、脳神経細胞の修復が期待できません。なお、口呼吸では脳は冷やすことができませんし、頭に冷却シートを貼っても下がるのは表面温度だけ。鼻呼吸を心がけましょう。

脳を冷やすには鼻が大切

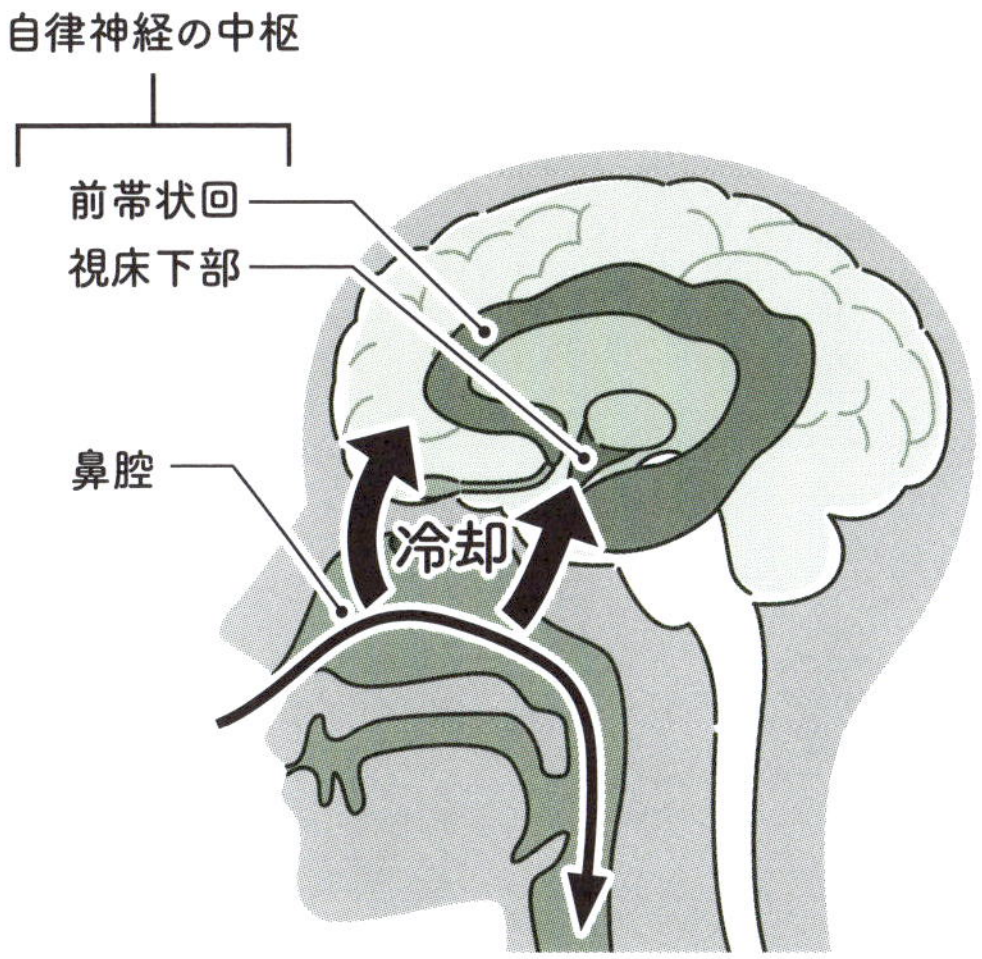

鼻呼吸でリラックス!

鼻腔は視床下部の近くを通るため、鼻から吸った息で熱交換が行われ、脳をクールダウンできる。鼻呼吸は緊張時のリラックス法としても効果的。鼻から空気を吸い体内で暖められた空気を口から吐くのがポイント。

脳を休める「4−7−8呼吸法」

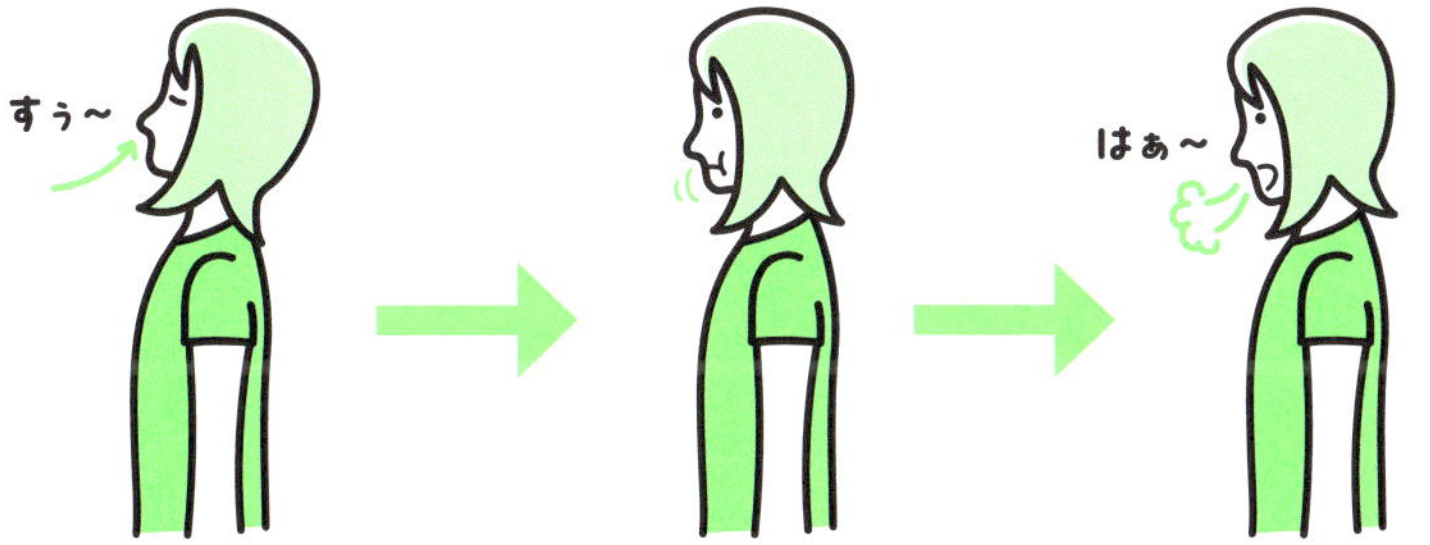

鼻から 4秒 かけて吸う → 7秒 止める → 8秒 かけて口から吐く

ポイントは鼻からゆっくり吸って、口から最後まで吐き切ること。寝る前に涼しい室内で3〜4回繰り返せば、脳と体がリラックスして深い眠りに入ることができるので、毎日の習慣にしたい。

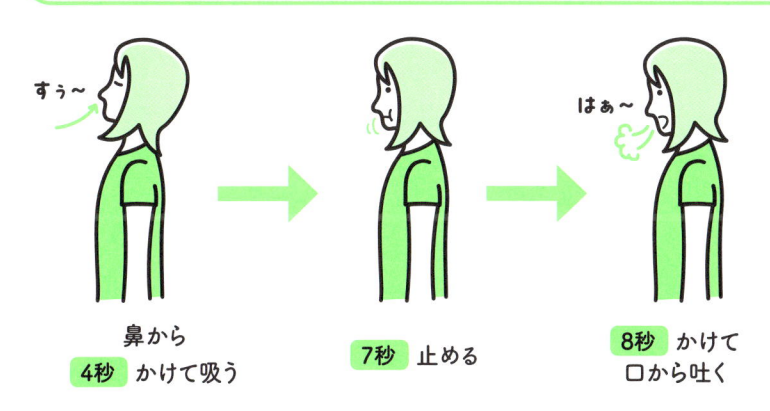

最もぐっすり眠れる姿勢は「右横向き寝」

抱き枕が眠りをサポートする

寝る際の姿勢も睡眠の質を大きく左右します。いびき体質の方は、仰向け寝ではいびきや無呼吸を悪化させる一因になります。いびきが気になる方が**睡眠の質を上げるためには、横向き寝がおすすめです**。横向きで寝ると気道が狭くなることを防げるため、空気の通りがよくなります。右側を下にすると尚よしです。なぜなら、胃の出口は体の右下のほうにあるため、重力の助けも受け食べた物がスムーズに移動し、消化を助けてくれるからです。

眠っている間に仰向けになってしまうという場合は、筒状の「抱き枕」を利用しましょう。抱きつくことで腕や脚を含む体全体を正常な位置に保つことができるため姿勢が安定し、睡眠中の肩や腰の負担が軽減されます。

着替えるのが面倒だからといって、部屋着のまま、あるいは夏の暑い季節には裸で寝るという人もいるようですが、それでは睡眠が妨げられてしまいます。人間は汗とは別に皮膚や気道粘膜から常時水分を蒸発させています。**寝る際綿など通気性がよく、体を締めつけないデザインのものを着るようにしてください**。体温調節がしやすくなり、自律神経にかける負荷を減らします。また、着替える行為が睡眠モードに入るためのスイッチとなって自律神経の切り替えがスムーズに行われ、眠りやすくなります。

健康を助ける横向き寝

睡眠時の体位による睡眠時無呼吸・低呼吸数

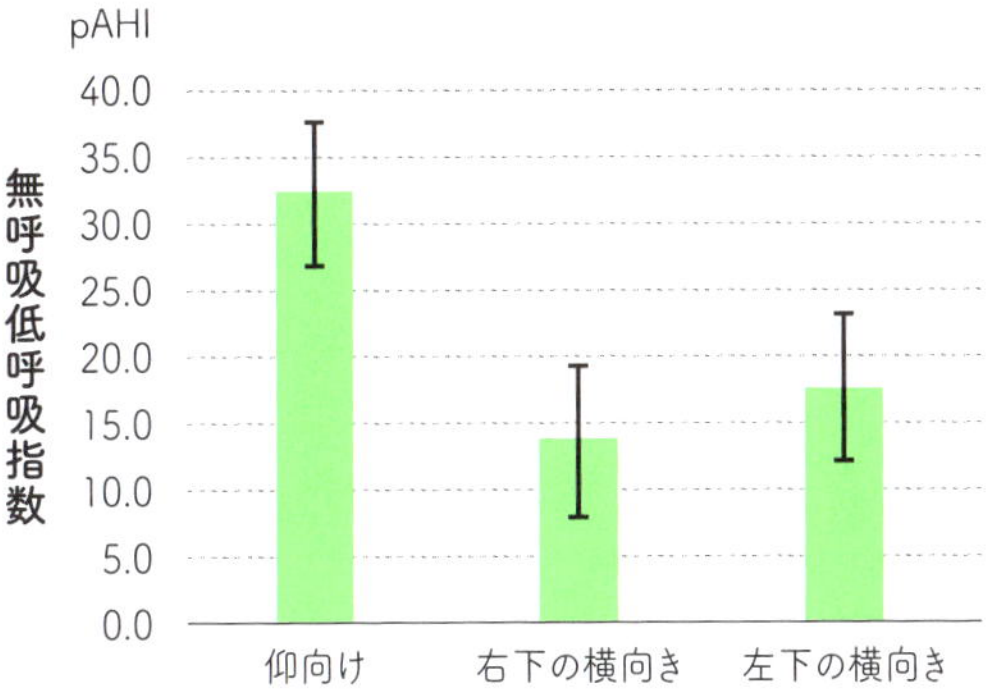

※東京疲労・睡眠クリニックの資料をもとに作成

横向き寝のメリット

横向きに寝ると、いびきをかきにくくなり、睡眠時無呼吸症候群の予防にもつながる。右側を下にすると消化吸収を助け、左側を下にすると重力の効果で便の移動が促進され、便通がよくなるともいわれている。

理想の寝姿勢をつくるなら

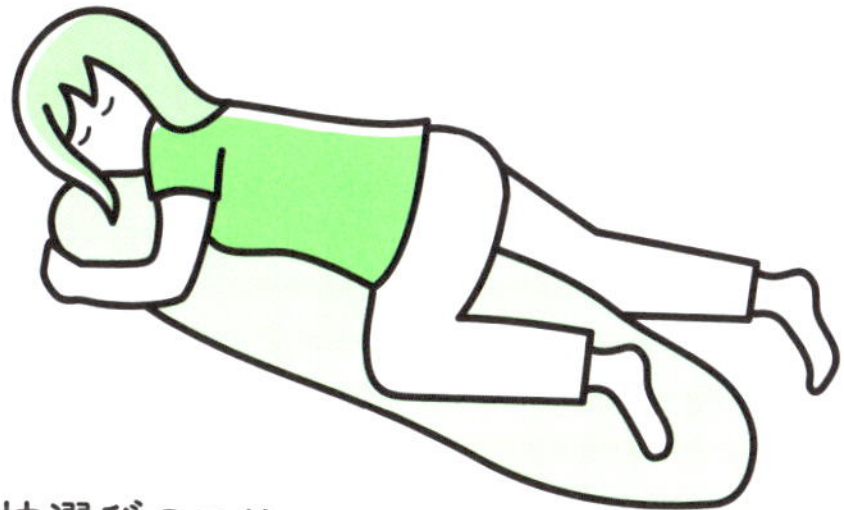

抱き枕の上に曲げた右脚を置いたうつ伏せ寝に近い「シムス体位」なら、お腹周りに圧力がかからないため、胃腸の負担を軽減し、腰痛予防にもつながる。脚の血流がよくなり、むくみ防止にも効果的。

枕選びのコツ

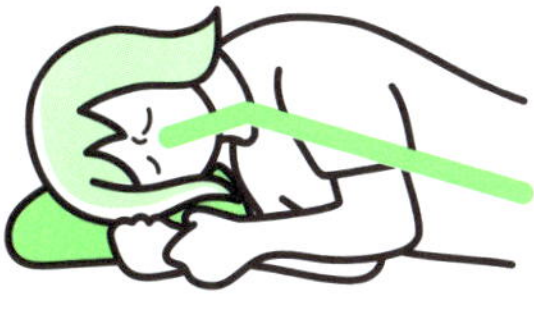

悪い枕

顔の中心から首、体までのラインが曲がっている。

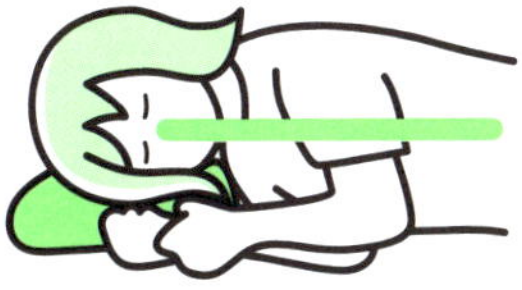

よい枕

顔に中心から首までが一直線のラインになる。

快眠したければ、夏も冬もエアコンはつけっぱなしで

冷やし過ぎや、急な温度変化に注意

体が冷え過ぎることを避けるため、夏の間、エアコンをつけずに寝るという人もいるようですが、それはかえって脳疲労を招く恐れがあります。特に毎年最高気温を更新し、夜間でも25℃以上の熱帯夜が続く日本の夏では睡眠中のエアコンは欠かせません。**夜中に寝苦しさを感じ、汗をかいている状態は、自律神経が睡眠中に働いている証拠です**。つまり、寝ながら運動しているようなもの。これでは脳疲労がかさむばかりです。そのため、**猛暑の続く夏場は、睡眠中もエアコン温度を24～25℃に設定し、体を冷やし過ぎないよう薄い羽毛布団をかけて寝るのが正解です**。

では、冬はどうでしょう。暖かい布団に入っている間は副交感神経が優位に働きますので、自律神経が酷使されることは少ないといえます。しかし気を付けたいのが、寒い日の深夜や早朝です。交感神経が優位になり、血管が収縮した結果、血圧が急激に上昇します。これが心臓や脳に大きな負担をかけ、心筋梗塞や脳梗塞のリスクを高めてしまうのです。特に高齢者は要注意です。

そうした深刻な事態を防ぐため、**冬場も寝室はもちろん、できれば廊下やトイレもエアコンの設定を20℃前後にし、極端な温度変化によるダメージを受けないよう気を付けましょう**。

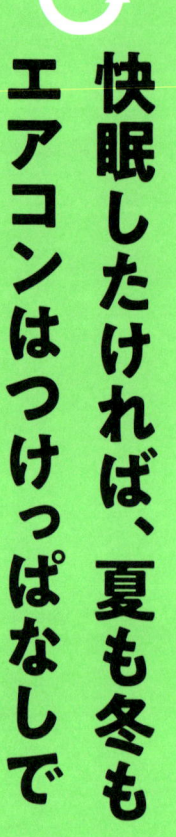

暖かい地域ほど寝室の気温に要注意

冬期死亡増加率

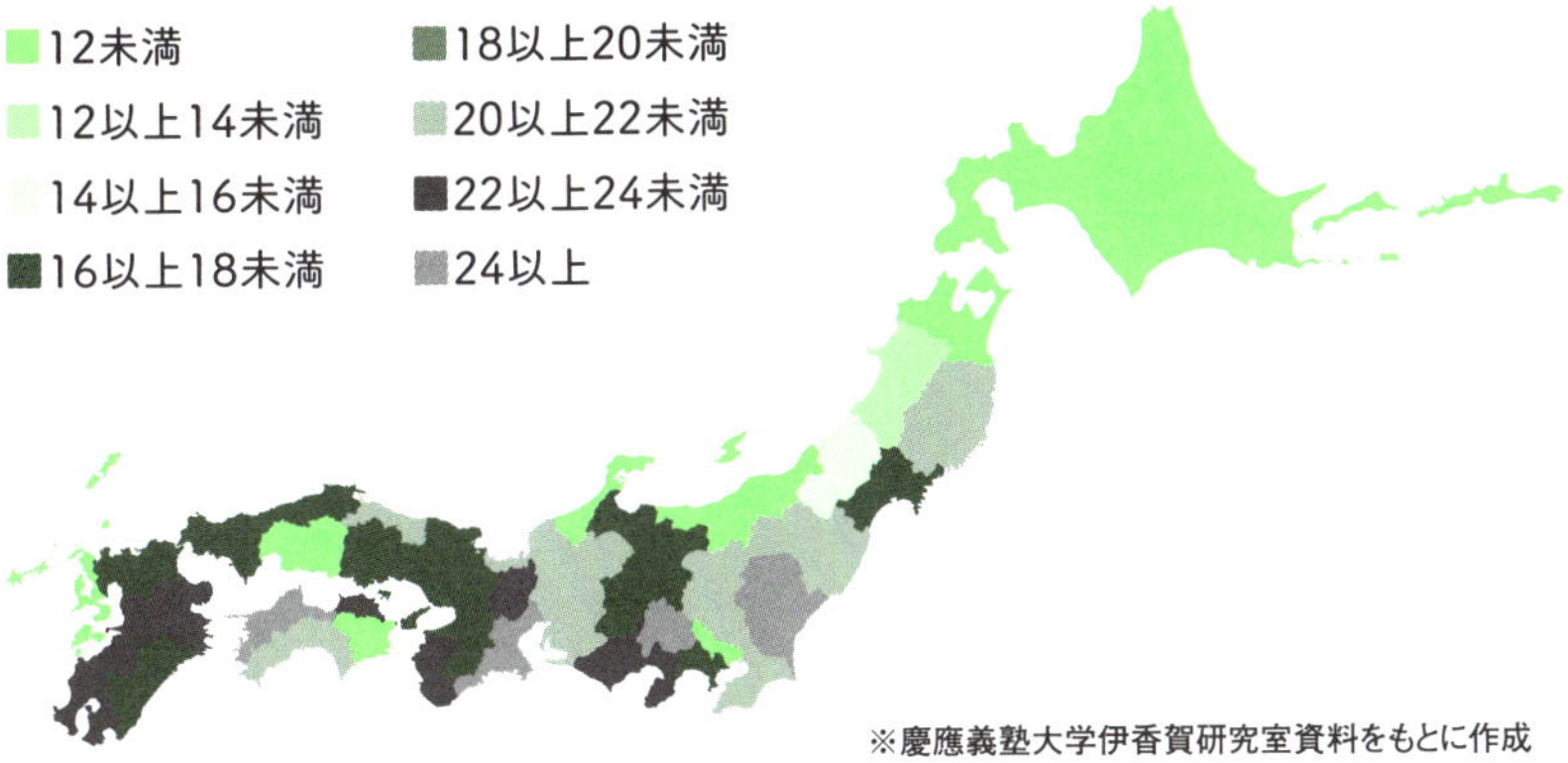

※慶應義塾大学伊香賀研究室資料をもとに作成

暖かい地域では、断熱性の低い家が多く、むしろ寝室の最低室温は18℃以下になりやすい。実に全国平均では9割の家で最低室温は18℃を下回るという調査もある。最低室温が18℃以下になると心疾患や高脂血症のリスクが上がる。

快眠を導く寝室環境

エアコン

夏場は 24 ～ 25℃、冬は 20 ～ 22℃を目安に。

鼻呼吸

寝る前に涼しい場所で3～4回鼻呼吸を行う。

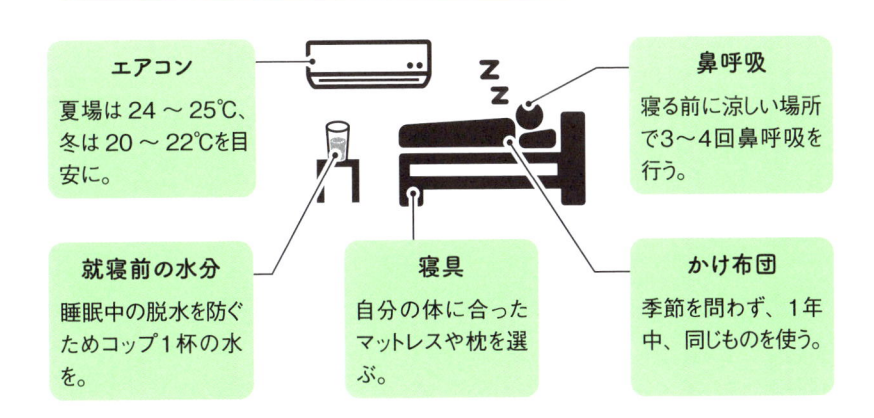

就寝前の水分

睡眠中の脱水を防ぐためコップ１杯の水を。

寝具

自分の体に合ったマットレスや枕を選ぶ。

かけ布団

季節を問わず、１年中、同じものを使う。

就寝前は暖色系の照明にすると よく眠れる

帰宅後はオレンジ系の光が◎

日が落ちて暗くなれば眠くなり、朝日がさせば目が覚める、私たちの中にはこうした体内時計が組み込まれています。**光の刺激によって睡眠が調整されることは人間にとって最も自然なリズムで、これを「サーカディアン・リズム（概日リズム）」といいます**。夜になると眠くなるのは、「睡眠ホルモン」とも呼ばれる神経伝達物質「メラトニン」の働きによります。メラトニンの分泌量が少なければ深い眠りに入ることができず、疲労の蓄積につながります。

メラトニンの分泌量は、朝目覚めたとき、太陽の光を浴びることで分泌されるセロトニンの量によって変化します。なぜなら、セロトニンは、分泌後14～16時間が過ぎると酵素の働きで眠気を促進するメラトニンに変化するからです。**そのため、就寝予定時間の14～16時間前に太陽の光をたっぷり浴びればスムーズに眠りにつけるというわけです**。

メラトニンの正常な分泌のために、もう1つ気を付けたいのが、就寝3時間前には、蛍光灯のように昼の光に近い照明は使わないということです。日が暮れているにもかかわらず、脳が昼と勘違いしてしまい、交感神経から副交感神経への切り替えがスムーズに行われなくなります。**就寝前数時間はオレンジなど暖色系の色の間接照明で脳を休息に導きましょう**。

快眠を導く寝室づくりのコツ

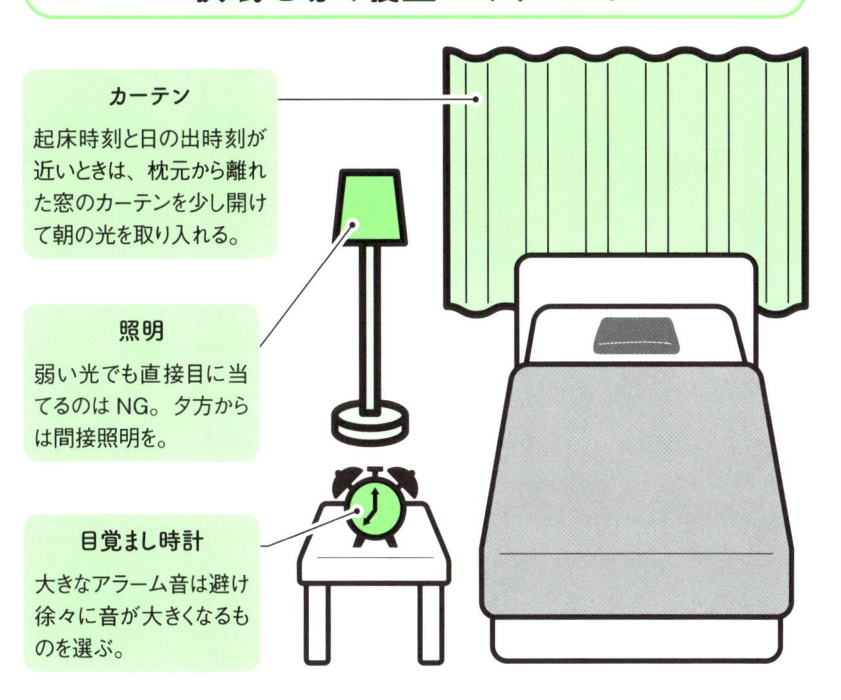

カーテン

起床時刻と日の出時刻が近いときは、枕元から離れた窓のカーテンを少し開けて朝の光を取り入れる。

照明

弱い光でも直接目に当てるのはNG。夕方からは間接照明を。

目覚まし時計

大きなアラーム音は避け徐々に音が大きくなるものを選ぶ。

香りにもこだわるとグッド！

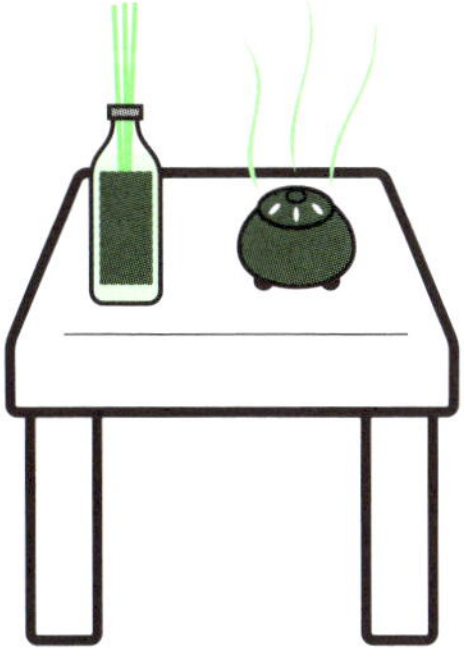

＼おすすめ／

・ラベンダー
爽やかな香りで副交感神経を優位に導く。

・ユーカリ
すっきりした香りで息の通りを楽にする。

・カモミール
フルーティな香りがリラックス効果を高める。

・森の香り
森林浴に似た心地よさを感じさせてくれる。

なかなか寝付けないときはベッドから離れる

眠れなくても焦らない！

寝ようと思って布団に入ったものの、なかなか寝付けないという人も多いのではないでしょうか。「眠れない」「明日の朝早いのに」と焦れば焦るほど脳の緊張が高まり、ますます眠れなくなってしまうというわけです。

こうした悪循環を防ぐためには、**もし布団に入って20分以上眠れなければ、いったんベッドを離れましょう**。眠れないままベッドで過ごしていると、脳が「ベッド＝眠れない場所」と認識してしまい、その後も寝付けなくなってしまう恐れがあります。一度起き上がり、水を飲んだり静かな音楽を聴いたりしてリラックスしながら、自然な眠気が訪れるのを待ちましょう。このとき、スマホを見たりタバコを吸ったりするのはＮＧです。かえって脳を覚醒させてしまいます。

寝る前のルーティンを決めるのも寝付きをよくするためには効果的です。68ページでお話ししたパジャマに着替えることもその１つ。ほかには軽いストレッチをする、静かな音楽を聞く、コップ１杯の水や白湯を飲むなど、自分なりの方法を見つけてください。寝る前に水分をとると夜中のトイレが心配という人もいますが、睡眠中に脱水症状に陥り目が覚めてしまうほうが問題です。**寝る前の水分補給は睡眠をサポートしてくれるのです**。

寝付きをよくするためのコツ

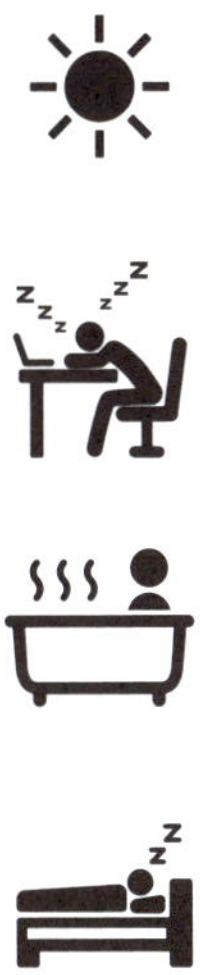

7時　起床　**朝日を浴びる**

13〜14時　1回目の眠気　**昼寝をする**

21〜23時　2回目の眠気　**寝る準備をする**

24時　**就寝**

1日の生活リズムを一定にする

朝目が覚めたら太陽の光を浴び、食後に眠くなれば 15 分程度の昼寝をし、夜はゆったり過ごしながら眠くなるのを待つ。無理な早寝早起きは必要なし。体内時計にそったリズムで生活することが睡眠の質を上げるコツ。

「眠る」というマイルーティンをつくる

眠る前のマイルールをつくり習慣にすれば、それが入眠サインとして脳が認識し、眠りに入りやすくなる。

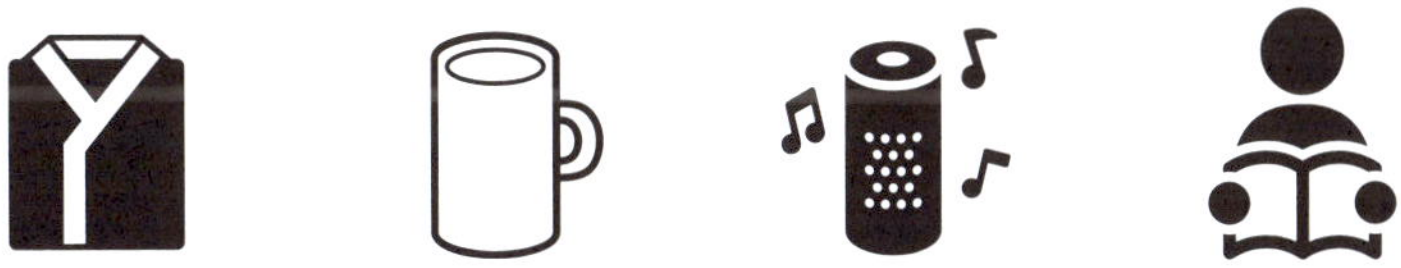

パジャマに着替える

水や白湯を飲む

好きな音楽を聴く

よく読む本を読む

自分なりの入眠儀式でOK

起床時間を変えなければ休日の寝だめもOK！

休日の寝だめはコツがある

布団に入った途端に眠りに落ちる人が健康的かといえば、必ずしもそうではありません。理想は布団に入ってから10分くらいで自然な眠気が訪れること。**毎夜、5分以内に眠ってしまうほど寝付きのよい人は、脳疲労が蓄積し、いわゆる寝落ちしている状態だといえるかもしれません**。日中も強い眠気に襲われているのではないでしょうか。そうであれば**オフィスの机に座ったままでいいので、15分くらい昼寝をしましょう**。もし難しければ目を閉じるだけでもOKです。自律神経が整い、その後の仕事や作業の効率がアップします。

普段の睡眠不足を解消しようとして休日は昼過ぎまで寝てしまうという人もいますが、かえって逆効果の場合もあります。体内時計のリズムを狂わせ、時差ぼけのような症状を引き起こしてしまうのです。**正しい寝だめ方法は、起床時間は平日と変えず寝る時間を早くすること**。起床時間が遅くなると、その分、脳が活発に活動する時間も後ろにずれ込み、体内リズムが乱れてしまいます。**週末に寝だめをしたいなら、寝坊するのではなく、就寝時間を早めましょう**。ただし、いつもの睡眠時間にプラス2時間の範囲内におさめるように。休日、2時間以上長く眠れる場合は、平日の睡眠時間が著しく少ない証ですので、平日の睡眠時間を増やしましょう。

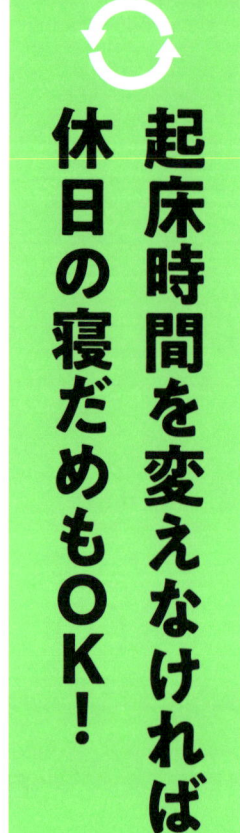

夕食後は副交感神経を優位にすべし

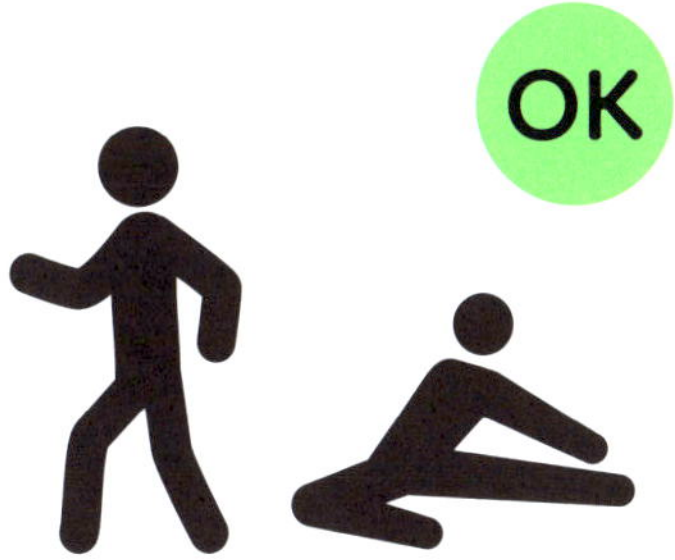

ストレッチや散歩

軽めの運動は血流を促し、自律神経の働きを整えてくれる。外を歩くことでリフレッシュ効果も高まり、筋肉の衰えを防ぐ効果もある。

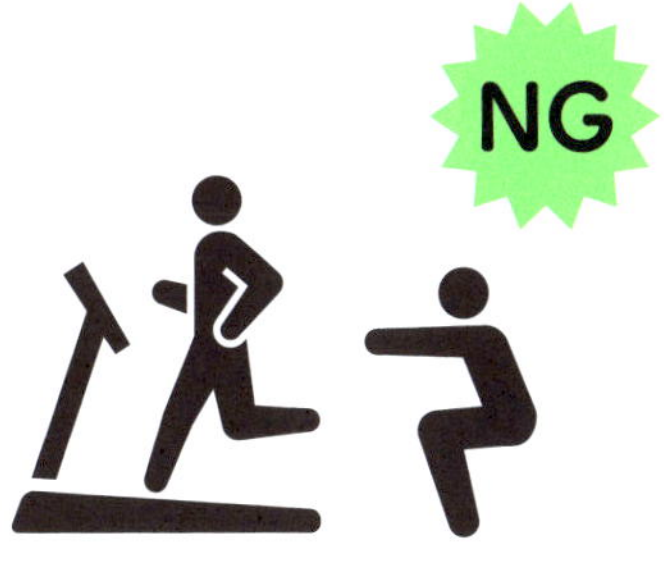

ジムや筋トレ

激しい運動をすると心拍数や血圧が上がり、自律神経の負担が増すうえに、活性酸素が大量に発生し、酸化ストレスにさらされる。

平日も休日も起床時間を変えないのがベスト

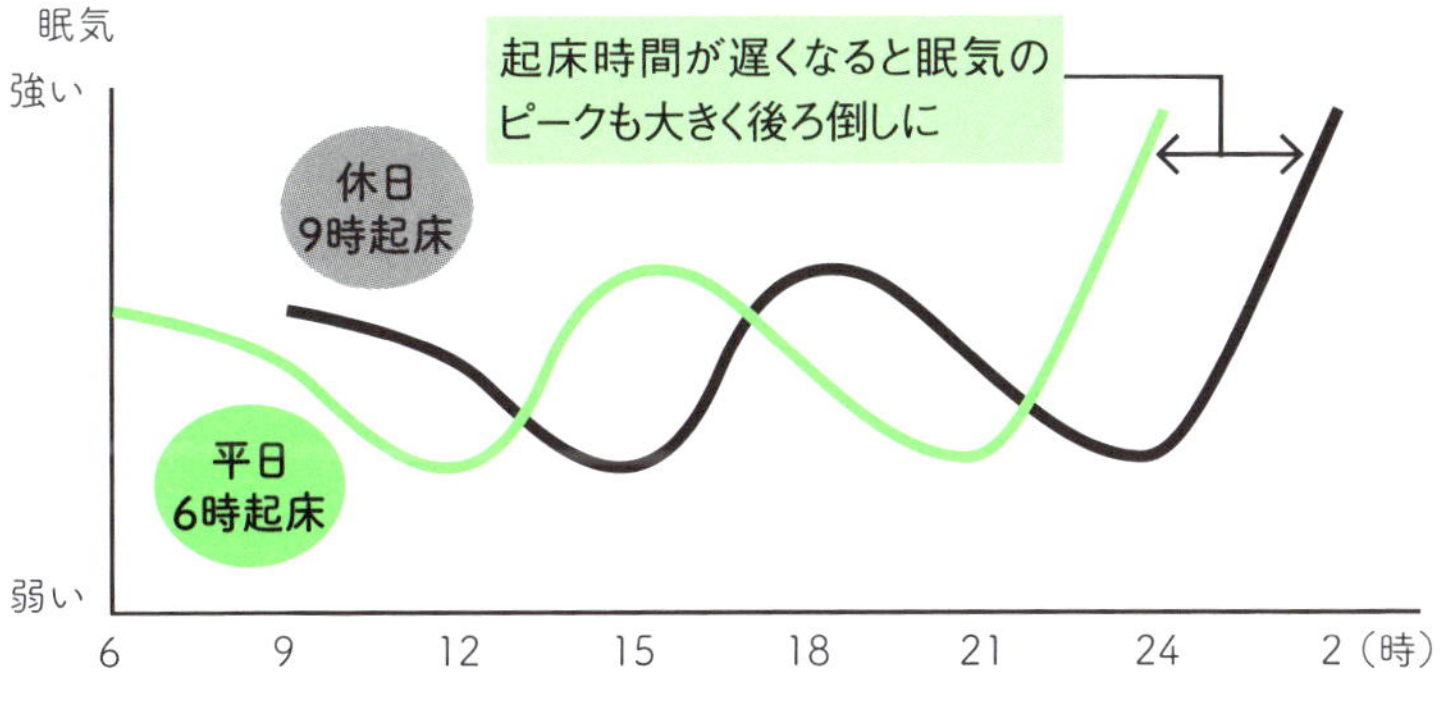

※東京疲労・睡眠クリニックの資料をもとに作成

寝坊は体内リズムを乱す

週末に普段より3時間遅く起きれば、体内リズムが乱れ、平日に元に戻すのが難しくなってしまう。そのまま生活していれば、睡眠不足に陥りかねない。体内リズムを一定に保つためには、多少夜更かししても起床時間は変えないこと。

疲れにくい脳に鍛えることができる

ワーキングメモリーを活用する

人は何かの作業をする際、実は同時にいくつものタスクを実行しています。例えば、パソコンで文書をつくる場合は複数の書類から必要事項を抜き出し、それを元にキーボードに打ち込んでいます。料理であれば、レシピを思い出しながら調味料の量や種類を調整し進めていきます。このように、作業の効率化のために、その場でインプットされる情報（短期記憶）に必要な過去の経験や記憶など（長期記憶）を脳の中から選び出し、**複数の作業を同時にこなせるようにする記憶の回路のことを「ワーキングメモリー」といいます**。

ワーキングメモリーを有効に活用できれば、効率的に脳を使えます。**そのために重要な役割を果たすのが「記憶のタグ付け」です**。必要なときに必要な記憶を引っ張り出せるよう、記憶情報から自分なりの索引をつけるのです。喜怒哀楽といった感情とともに記憶をインプットしておけば、その感情を目印として、必要な情報をワーキングメモリーとしてスムーズに呼び出せます。仕事の資料なら「なるほど！」、料理なら「おいしい！」といった感情とともにエピソードを記憶させるのです。**このように自分にとって必要性の高い情報に感情のタグを付けて認識するクセを付ければ、効率的に作業が進みやすくなり、疲れにくい脳をつくることができます**。

ワーキングメモリとは

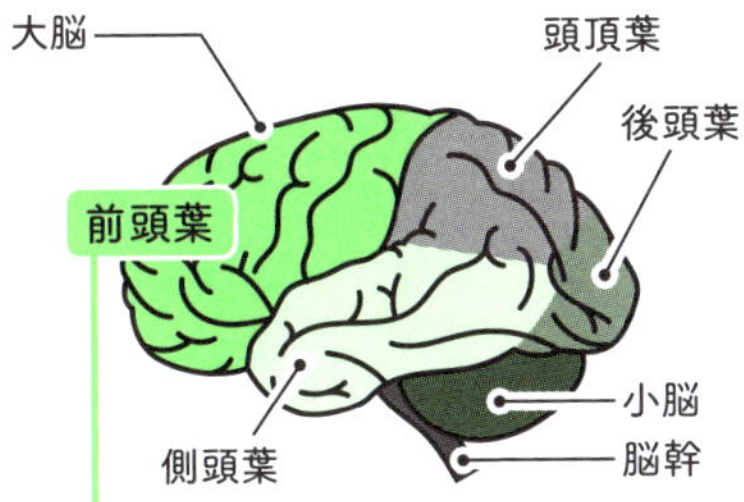

ワーキングメモリの中枢

短期記憶

電話番号を一時的に覚えたり、道順を確認したり、リアルタイムでインプットされる記憶。必要がなくなれば消失することもある。

長期記憶

「日本の首都は東京」など、いつ学んだかわからないけど知っている常識的な知識や情報、家族や友人たちとの思い出など、長年にわたり保持される記憶。

① 記銘	外部の情報を受け取りキーワードや重要度と関連付ける。
② 保持	情報にタグ付けし、後で利用できる状態にして脳に保管する。
③ 再生・再認	必要に応じて記憶を検索後、呼び出しタイミングに合わせて活用する。

ワーキングメモリの鍛え方

多面的に考える

普段と違う道を使って通勤するなど日常生活の中のルーティンを少し変えてみることで脳を活性化させる。

会話する

1つの話題について議論し、他者の意見を聞くことで、情報の整理や保持する能力をアップさせる。

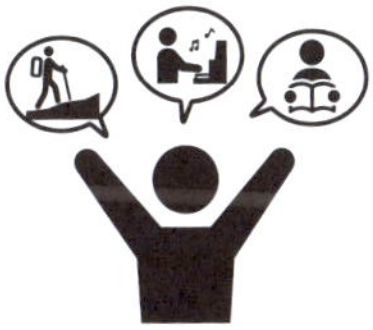

多趣味になる

楽器の演奏や言語の学習など新しい趣味を持つことは、脳を刺激し、ワーキングメモリを鍛えるのに役立つ。

仕事は6～8割の力加減のほうがいい

集中力がもつのは1時間半まで

人間の脳の情報処理能力には、「トップダウン方式」と「ボトムアップ方式」の２つがあります。トップダウン方式とは、まず全体を俯瞰したうえで必要な情報を選び出し処理を行う方法で、ボトムアップ方式は１つ１つの情報を検証し積み上げる方法です。例えば、仕事に必要な資料を前に重要と思われる箇所にあたりをつけて読んでいくのがトップダウン方式で、そこに書かれたすべての情報を読み込んだうえで、統合していくのがボトムアップ方式です。**時間をかけずに作業を遂行するためにはトップダウン方式が有効というわけです**。

そもそも、人間の集中力には限界があります。例えば、仕事の緊張感であれば、大人が１つのことに集中できるのはせいぜい1時間半程度です。**限られた時間で「要領よく仕事をこなす」ためには「重要なところにタグを付ける」ことが必要です**。職場の上司から次々と指示された仕事を順番通りにこなすのではなく、**重要度を判断したうえで優先順位を決めて処理していくのです**。重要なタグが付いているところは全力で取り組み、そうでないところは上手に手を抜く。１００％の力で１００％の成果を出すには時間もかかります。それより、60％の力で80％こなせればそれでよし、と思えば気も楽になり、脳も疲れません。

仕事は「そこそこ」の達成感で

疲れがたまる人

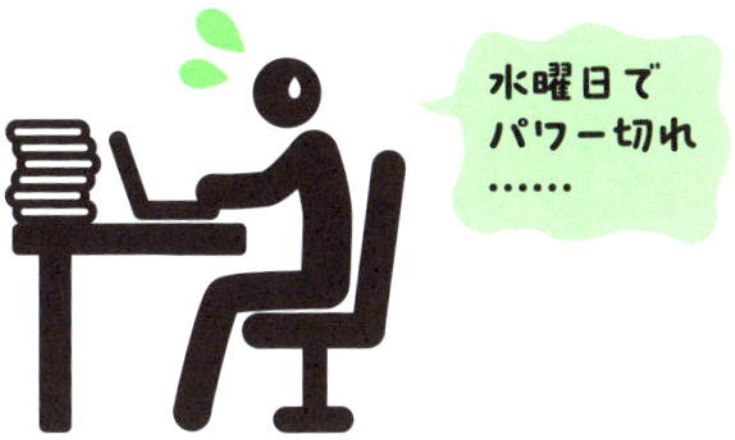

集中力が何より大事と考えすべてのことに全力投球。疲れを感じても完成するまで一切手を抜かない。

疲れがたまらない人

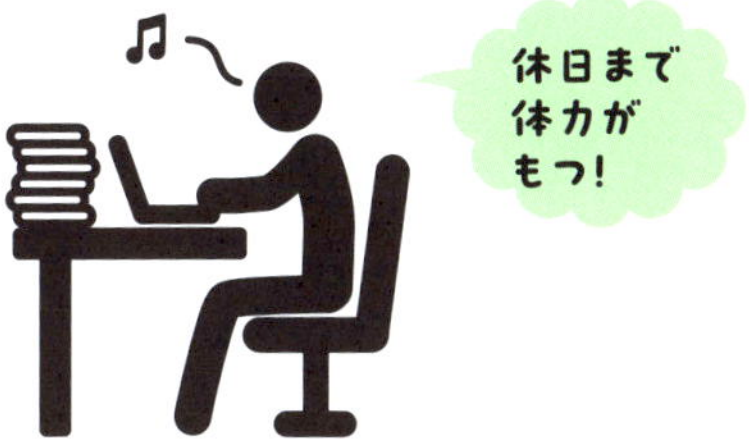

まず作業の重要度と優先順位を決めて、順番に手をつける。飽きてきたと感じたら作業の途中でもすぐに休憩をとる。

やるべきことリストをつくろう

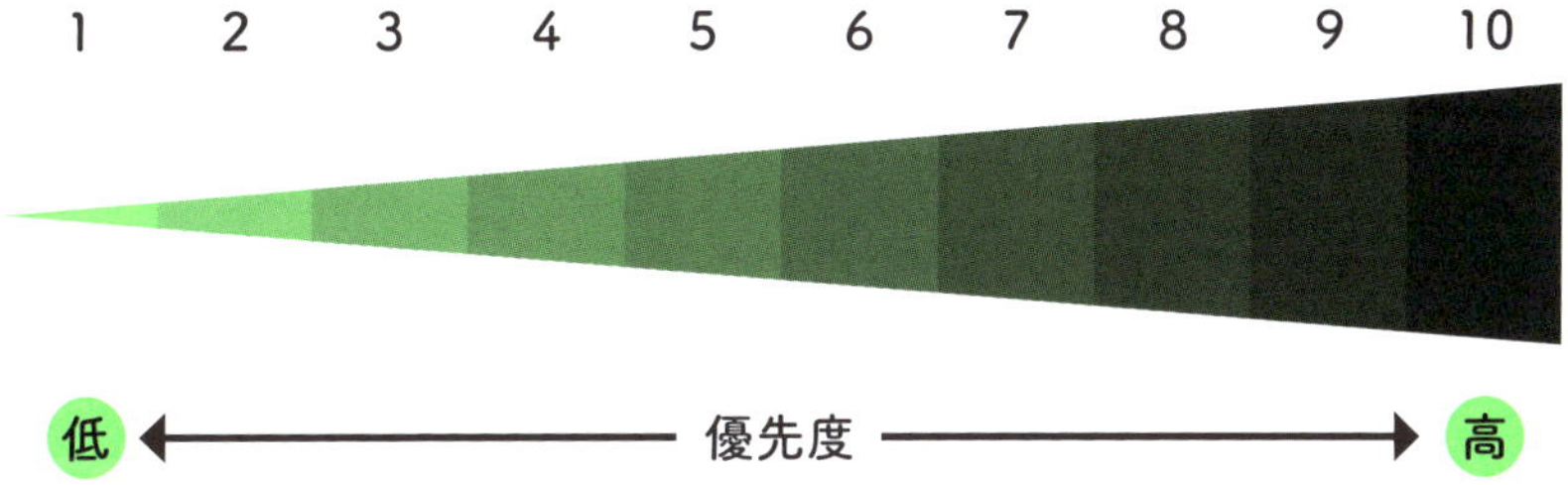

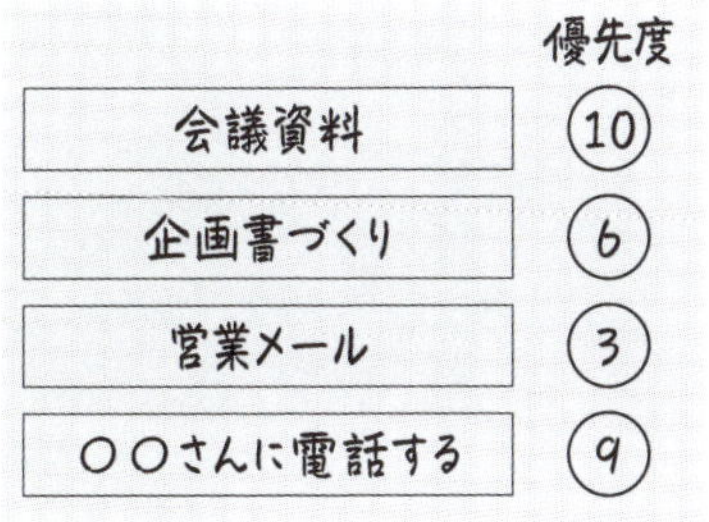

メモ書きしながらタグ付け

今抱えている仕事や片付けなければいけないことに優先順位をつけると、やるべきことが明確になる。付箋に書き出すなどすれば作業イメージがよりつかみやすくなり、やるべきことが多すぎると感じたときほど効果的。

1時間に1回立ち上がるだけでも疲れはたまりにくい

座り続けると脳が疲労する

映画館で映画を観た後、どっと疲れたという経験を持つ人は多いはずです。同じ場所で同じ姿勢を長時間続けると脳疲労はたまりやすくなります。座った姿勢は脚の付け根の股関節が直角に近い状態で曲げられるため、血管とリンパ管が圧迫されて循環が悪くなります。その結果、脳に酸素と栄養を安定供給するための司令塔である自律神経は、血液循環の悪化に対処すべく活動性を高めなくてはなりません。さらに、**酸化ストレス、すなわち活性酸素により生じた老廃物が腎臓から排出されにくくなり、脳も体も疲労が蓄積しやすくなります**。

長時間座っていると頭がぼんやりするというのもこのためです。**最低でも1時間に1回は立ち上がり、トイレに行きましょう**。トイレまで歩くだけでも、「ミルキング・アクション」という下半身の血液を心臓へ戻す働きが機能し、血液循環がより活発になります。水分補給も忘れずに。水分の摂取は血流維持には不可欠です。

ランチタイムも脳疲労解消のための大事な時間。親しい相手でも、一緒にいるとストレスになります。勤務時間中、ずっと社内で過ごしているという人はなおさらです。**できれば、職場の人間関係から離れて、1人で落ち着ける空間で休憩することをおすすめします**。緊張状態で疲れた自律神経をリセットしましょう。

疲れをためない休憩のしかた

サイン 1

「なんか飽きたな……」

黄信号

サイン 2

「疲れてきた……」

赤信号

いったん、さっと休憩を！

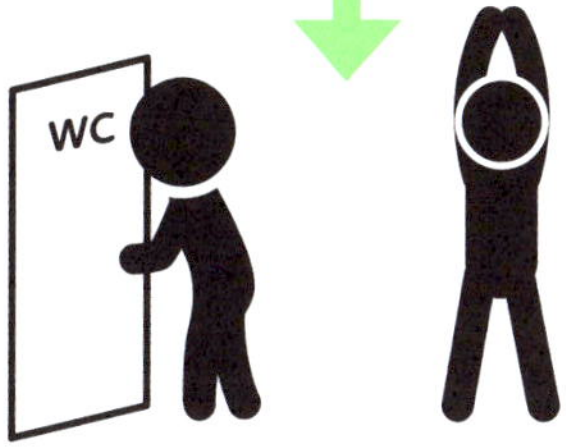

体を動かし脳をほぐす

集中力がなくなり作業スピードが落ちてきたと感じたら、立ち上がって歩いたり、軽いストレッチをしたりして体をほぐすことが大事。

こまめに休むほうが脳も疲れない

疲れがたまる人

3H作業	15分休む

脳疲労が蓄積してしまうと、多少長く休憩をとっても回復できない。

疲れがたまりにくい人

1H作業	5分休む	1H作業	5分休む	1H作業	5分休む

こまめに休憩をとれば回復も早くなるので結果的に疲れがたまらない。

疲れは「見える化」すれば消えていく

感情を言葉や数字に置き換える

人は誰でも、「なんとなく憂うつ」「なぜか気分が乗らない」ということがあります。ややもやした気分を抱えたままでは、自律神経は乱れるばかりで、脳疲労も蓄積されてしまいます。当然体も疲れるという悪循環に陥っていきます。**そんなときにおすすめなのが、感情を言葉に変える作業です**。これはうつ病の治療やカウンセリングでよく行われていることで、自分が今抱えているもやもやした思いを言葉にしていくのです。そうすれば、「やるべきこと」と「やらなくてもいいこと」が具体的に見えてきます。自分の中で線引きがきちんとできれば、余計な感情に振り回されずに済むようになります。

とはいえ、仕事ではどうしても線引きできないこともありますよね。苦手な上司との付き合いや、無理難題を押し付けてくる取引先との商談など、どんなに気が乗らなくても対処しなければなりません。**そんなときには、悩みを数字化してみるという方法もあります**。

例えば、「上司の小言を我慢すれば、日給1万円が手に入る」「取引先へのプレゼンで苦労したけど、契約が取れたからこれでボーナスが増えるはず」といった具合です。こうして自分が抱えている感情や感覚を「言葉」や「数字」に置き換え、「見える化」することは気持ちを落ち着かせ、自律神経を整えることに役立ちます。

自分の疲れをモニタリングしてみよう

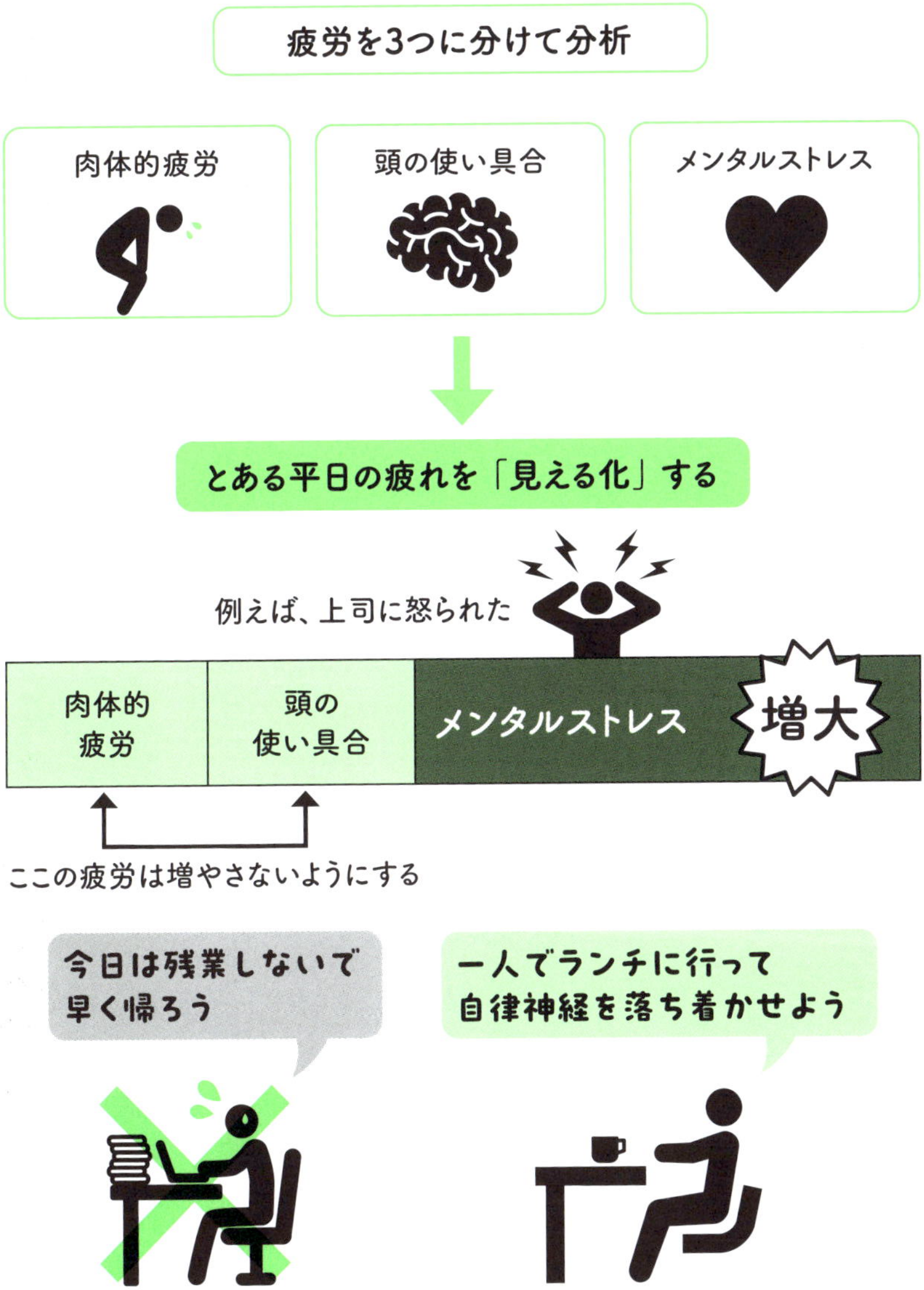
疲労を3つに分けて分析
肉体的疲労
頭の使い具合
メンタルストレス
とある平日の疲れを「見える化」する
例えば、上司に怒られた
肉体的疲労
頭の使い具合
メンタルストレス
増大
ここの疲労は増やさないようにする
今日は残業しないで早く帰ろう
一人でランチに行って自律神経を落ち着かせよう

週に1回は家でゴロゴロする日をつくる

何もしない日をつくる

働き方改革が推進される一方、長時間労働が美徳とされる文化は日本社会にまだまだ根強く残っているようです。もちろん、「仕事が趣味」というほど仕事に打ち込むのは悪いことではありません。しかし、それでは仕事がなくなれば何もすることがなくなってしまいますし、仕事や会社といった限られた価値観の中で争うことは心理的なストレスを招きます。その状態が長く続けば自律神経のバランスが崩れ、脳疲労が起こりやすくなります。

趣味や習いごとなど、仕事以外に軸を持つことは自律神経にもよい影響を与えます。「自分にはこれしかない」と1つに決めつけるのではなく、「いろいろある」という選択肢を持つ思考へのシフトチェンジがストレス軽減、脳疲労予防のために有効なのです。

「暇はよくない」と思うかもしれませんが、**むしろ、脳を休めるためには何もしないことが一番**。休日には旅行など特別なことをしないと損をした気になる人もいるようですが、短い休みにあれこれ予定を詰め込んでは、かえって自律神経のバランスを崩してしまいます。もし週休2日であれば、そのうちの1日は何もしない日をつくりましょう。お手本はペットの猫や犬がお腹を見せて無防備に寝ている姿。**何もせずにゴロゴロしていることが一番の癒しになるのです**。

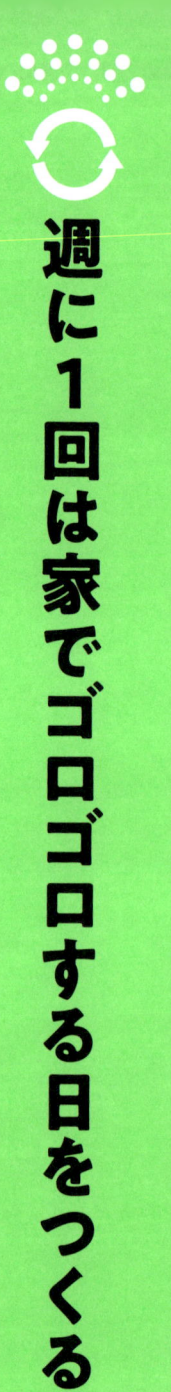

休日は「ホーム（＝おうち）」でゴロゴロ

OK

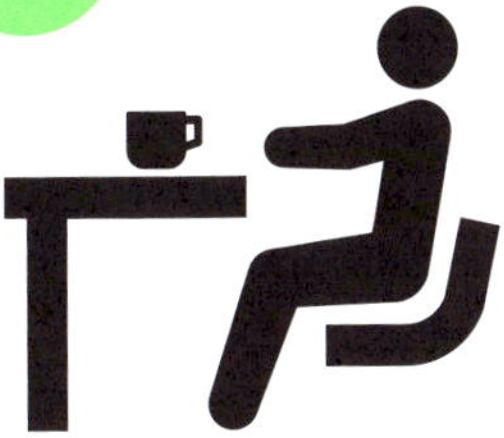

ホーム＝自宅

自分にとって快適で安心できる場所。自宅以外でも、行きつけのカフェや公園などくつろげる場所があるといい。

NG

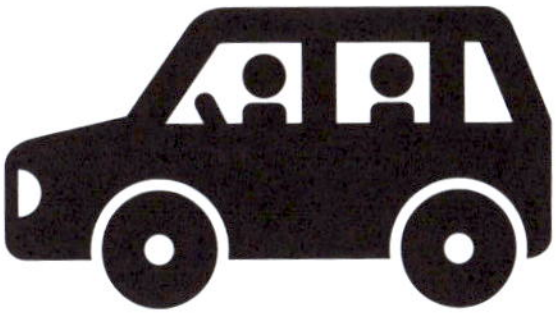

アウェイ＝オフィスなど

職場や学校、満員電車など大勢の人に囲まれた場所、初めて訪れる場所などでは緊張が高まり自律神経が乱れがち。

ゴロゴロの日でも適度な運動を

OK

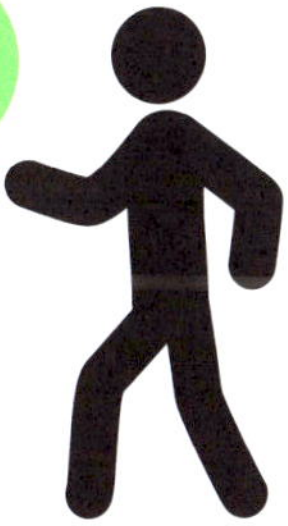

ウォーキング

ウォーキングや軽めのストレッチなど有酸素運動は血流を促す。近場への散歩もおすすめ。自律神経のバランスを整えることに役立つ。

NG

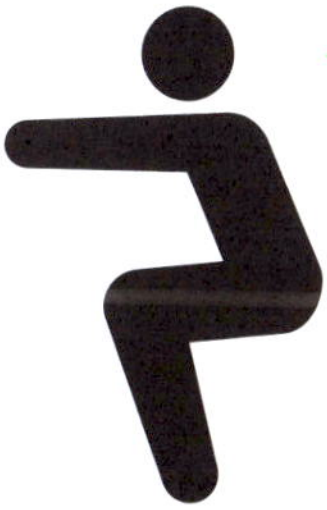

筋トレ

筋トレのような無酸素運動は心拍数や血圧を上げてしまうので仕事帰りや休日のジム通いは逆効果。とくに寝る前の筋トレは厳禁。

最も疲労回復できる場所は森の中

自然界の「ゆらぎ」の力に注目！

そよ風や川の音を聴くと心地よさを感じる人は多いのではないでしょうか。**これは自然界に存在する「ゆらぎ」効果によるものです**。ゆらぎとは、そよ風や木もれ日、小川のせせらぎなど自然界に発生する「不規則な規則性」を持つ現象のことを指します。

ゆらゆら揺れる焚き火の炎を見ているとなんとなく気持ちが落ち着くというのも、ゆらぎ効果によるものです。では、なぜ私たちはゆらぎを心地よいと感じるのでしょうか。実は人間にも脳波や心拍数、呼吸などといったゆらぎが存在します。**その生体のリズムと自然環境のゆらぎがシンクロすることで私たちは快適さを感じてリラックスできるのです**。

一日中、閉め切った部屋の中にいると、ゆらぎを感じることができず脳はリラックスできません。体内リズムが乱れて、不眠を招くことすらあるのです。**そこで、1日に一度は外を歩き、ゆらぎを感じるようにしてください**。自然界のゆらぎを感じるために最適なのが森林浴をすることです。樹木の茂る遊歩道や緑のあふれる公園などでは、風に揺れる植物、キラキラ光る木もれ日、川のせせらぎなど、ゆらぎにあふれています。こうした環境でのんびりすれば、自律神経が整い、疲労回復に大きな効果を発揮してくれます。

森林浴が疲れ回復によいわけ

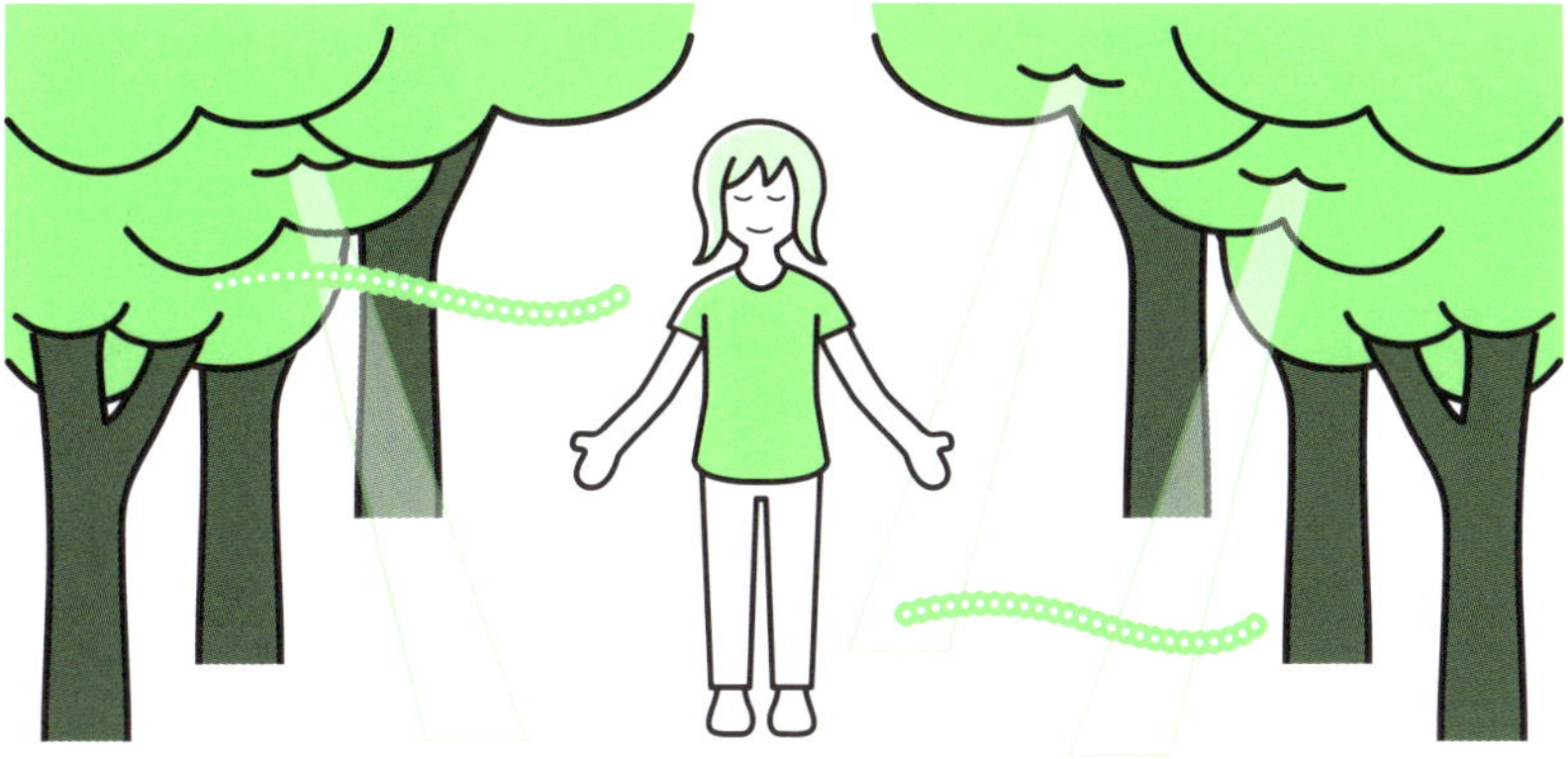

「ゆらぎ」にあふれているから疲労回復によい！

森林を歩けば、肌で風を感じ、樹木の香りを嗅ぎ、鳥のさえずりに耳を傾けるなど、自然のゆらぎを五感で感じられる。近場の公園や神社など自然のある場所ならどこでも森林浴は可能。

「ゆらぎ」は五感の一致が大切

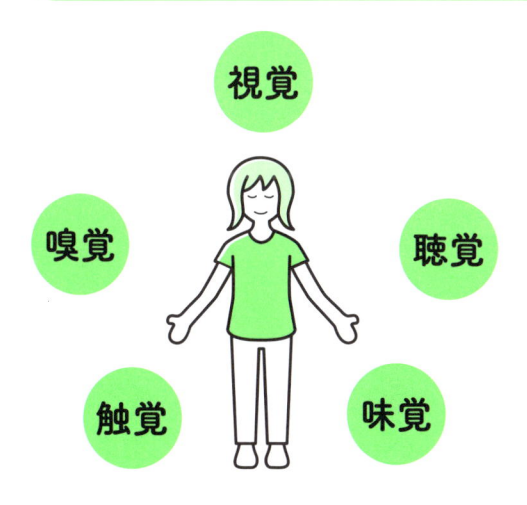

自然の中でリラックス効果を得るために大切なのが、五感を一致させること。例えば、波の音を聴きながら森の香りを嗅ぐなど視覚と聴覚が受け取る感覚が一致しない場合、違和感から不安が生じ、逆に疲れてしまう。

1日10分自然に触れる プチ森林浴タイムをつくる

森林浴効果を気軽に

　窓を閉め切り空調を効かせたオフィスやマンションなど人工的な環境に「ゆらぎ」は存在しません。その中で長時間過ごせば、脳は常に緊張状態に置かれることになり、疲労も蓄積されるばかりです。そこで、**1日に1回は外に出て自然のゆらぎを感じるようにしましょう**。公園など緑の多い場所なら森林浴と同じ効果を得ることができます。10分程度でもベンチに座り風を感じたり、鳥のさえずりに耳を傾けたりすれば、副交感神経が優位になり、リラックスできます。

室内でも窓を開けて風を入れたり、サーキュレーターで空気を循環させたりすれば、ゆらぎが生まれます。自然の音だけを集めたヒーリングミュージック、ゆらぎがあるといわれるモーツァルトの曲をBGMとして流すのもよし。また、時間によって明るさや色合いが変化する自然光にもゆらぎはありますので、カーテンを開けて外光を感じることも効果があります。

　窓を開けるのが難しい職場の場合は、小さな卓上ファンを机に置き、首振りモードで風を送ればデスクまわりに小さなゆらぎをつくり出すことができます。香りを嗅ぐことのできる場所に観葉植物を置くのもおすすめです。**また、ランチタイムにはできるだけ外に出て、風や光を感じるようにしましょう**。

おうちに「ゆらぎ」をつくるコツ

その他

- 床を畳にする
- フローリングを無垢の木材にする
- 森林をイメージするアロマを焚く
- オレンジ色の間接照明をつける
- キャンドルをつける

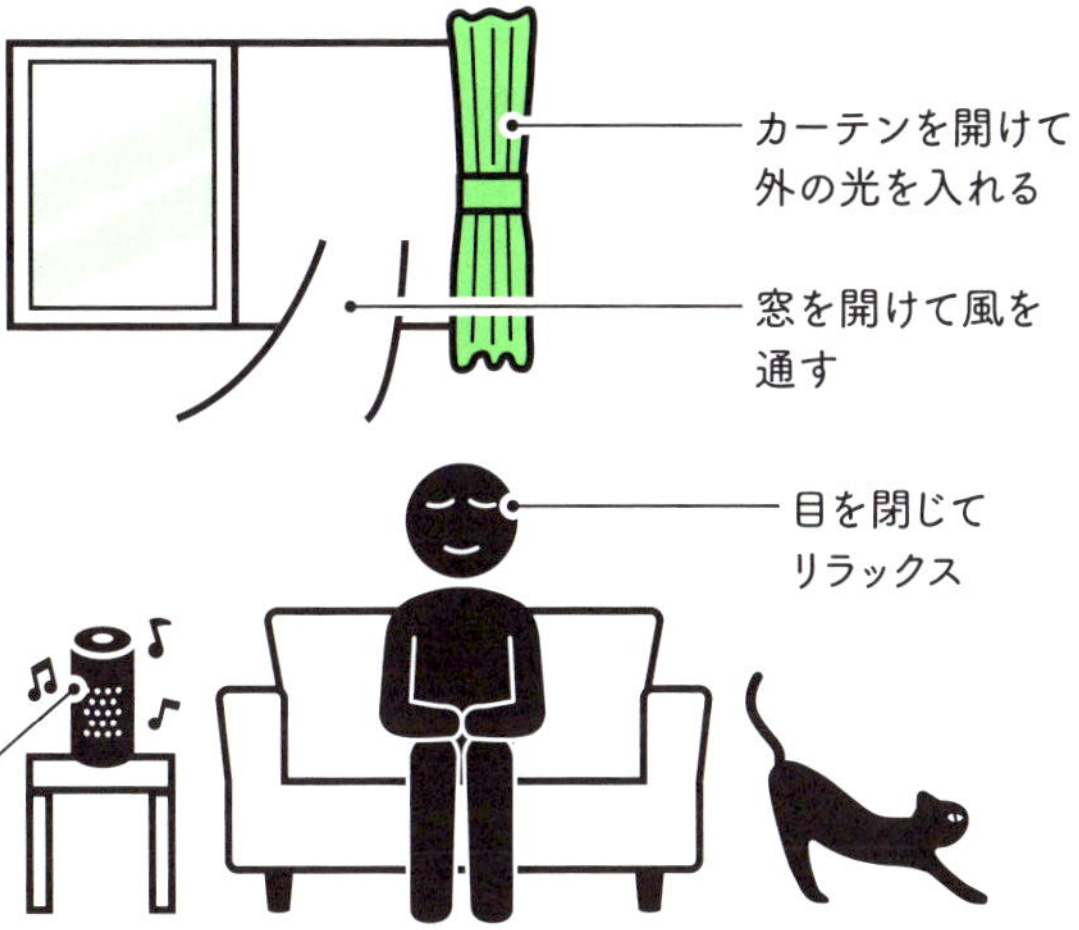

オフィスに「ゆらぎ」をつくるコツ

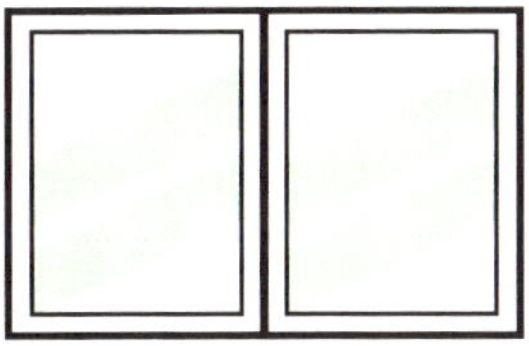

その他

- 立ち上がって歩く
- 休憩時間に公園へ行く
- 休憩時間は一人で過ごす
- デスクの上をスッキリさせる（風が通りやすくなる）
- アロマスプレーをひと吹きする
- 休憩時間に目を閉じてヒーリング音楽を聴く

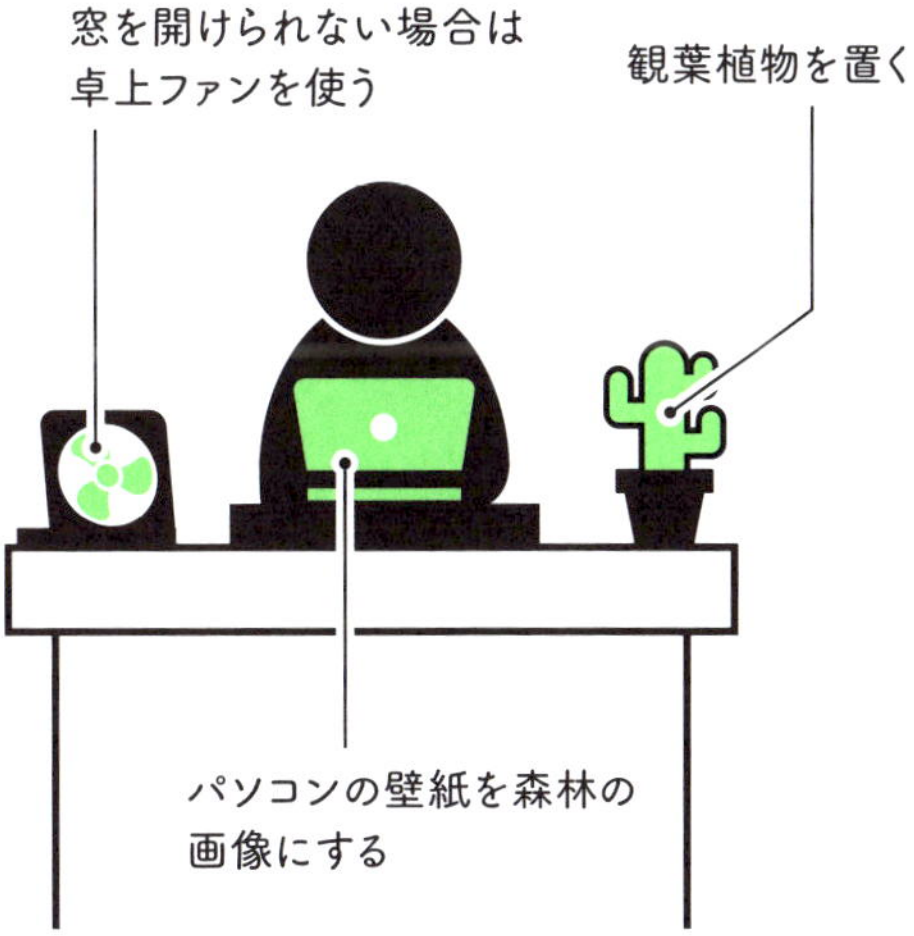
窓を開けられない場合は
卓上ファンを使う
観葉植物を置く
パソコンの壁紙を森林の
画像にする

サングラスは疲労軽減の必須アイテム

熱中症、紫外線対策が脳に効果的

紫外線はシミやシワの大敵とされていますが、疲労を招く原因でもあります。紫外線を浴びると細胞がダメージを受け、疲労の元となる活性酸素が発生します。紫外線を避けるためには日傘や日焼け止めに加え、サングラスで目を守ることも必要です。**なぜなら、目は紫外線によって想像以上のダメージを受けるからです**。

角膜に紫外線が入ると活性酸素が大量に発生し、炎症反応が起こります。すると、自律神経はメラノサイトを活性化させ細胞を守るためのメラニンの分泌を促します。つまり、日焼け止めで皮膚の紫外線を防いでも、目から紫外線が入れば自律神経は忙しく働き、疲労が蓄積されます。マラソンや駅伝など、長時間屋外で戦う選手たちのサングラスには、眩しさ対策と同時に目から入る紫外線をカットし、パフォーマンスを向上させる目的があるのです。

日焼け対策に欠かせないサングラスは紫外線を99%以上カットし、かけた際、顔との間に隙間がなく光が入り込まないものを選びましょう。たとえレンズの色が濃くてもUVカット機能がなければ意味はありません。紫外線が最も強いのは5〜6月頃とされていますが、真夏の暑い時期はもちろん、**曇りの日にも紫外線はたっぷり降り注いでいますので、年間を通して紫外線対策を行うようにしてください**。

紫外線対策は一年中大切

紫外線は反射・散乱しやすい性質がある。日陰でもアスファルトなどに反射、散乱し人の体に届く。特に雪や氷は反射しやすいため、冬の晴れた日は要注意。季節を問わず紫外線対策を怠らないように。

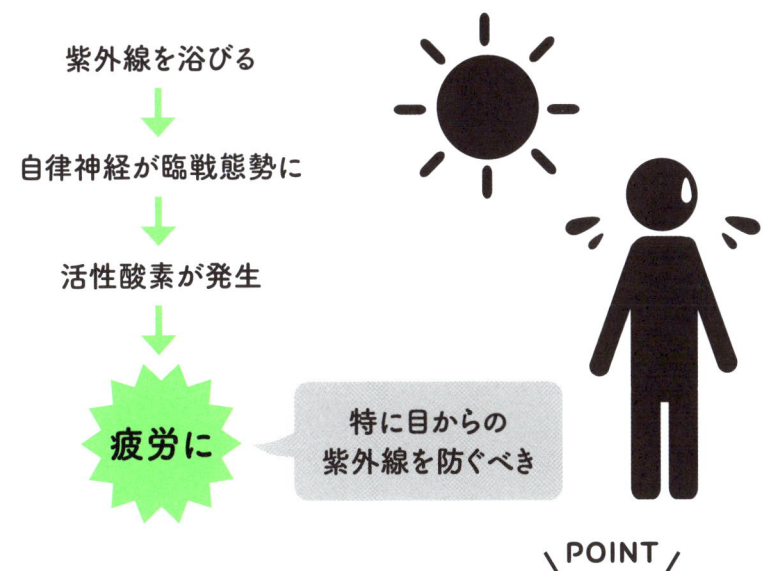

紫外線を浴びる

↓

自律神経が臨戦態勢に

↓

活性酸素が発生

↓

疲労に

特に目からの紫外線を防ぐべき

手軽に手に入る紫外線対策グッズは常に手元に揃えておきたい。

POINT

ビタミンD合成のために日光浴は必要

免疫機能の維持に不可欠なビタミンＤの8割は紫外線を浴びることで合成される。感染症の重症化はビタミンＤの不足が原因ともいわれ、家で過ごす時間が長い場合は外出し、多少の紫外線を浴びるようにする。ただし、曇りの日でも夏は夏服で10分程度、冬なら冬服で30分程度の外出で十分。

熱い風呂で汗をかくのは間違い

理想の入浴法は「カラスの行水」

入浴すると、お湯の温度で体温は一時的に上がりますが、血行が促進されて熱が放出されやすくなるため、その後は下がっていきます。**寝る1～2時間前に入浴すれば、就寝時には深部体温が下がりはじめ、自然な眠気が訪れるというわけです**。

ただし、熱いお湯は厳禁です。温泉人気が高いことからもわかるように、日本人は熱いお湯を好む傾向があります。しかし、42℃以上の湯に首までつかれば、交感神経が優位になり、心拍数や体温が急激に上昇。**自律神経はそれらを平常値に戻すために必死で働き、脳はどんどん疲労してしまいます**。熱い湯につかって、汗をたくさんかかないと入った気がしないという人もいますが、それは自律神経をいじめているようなもの。疲労回復には程遠いのです。

理想の入浴法は、38～40℃のお湯に5～10分、心臓の高さまでの半身浴をすることです。ぬるめのお湯にさっと入る、いわゆる「カラスの行水」と呼ばれる入浴法が脳のためには最も効果的なのです。万が一のぼせそうになったら、すぐに湯船を出て涼しいところで鼻呼吸を行い、脳を冷やしてください。**夏場や疲れているときはシャワーだけでも構いません**。42℃程度の熱いお湯を膝の裏と足首に浴びせれば、血流がよくなり、疲労回復効果が望めます。

疲れた日こそ半身浴かシャワーで

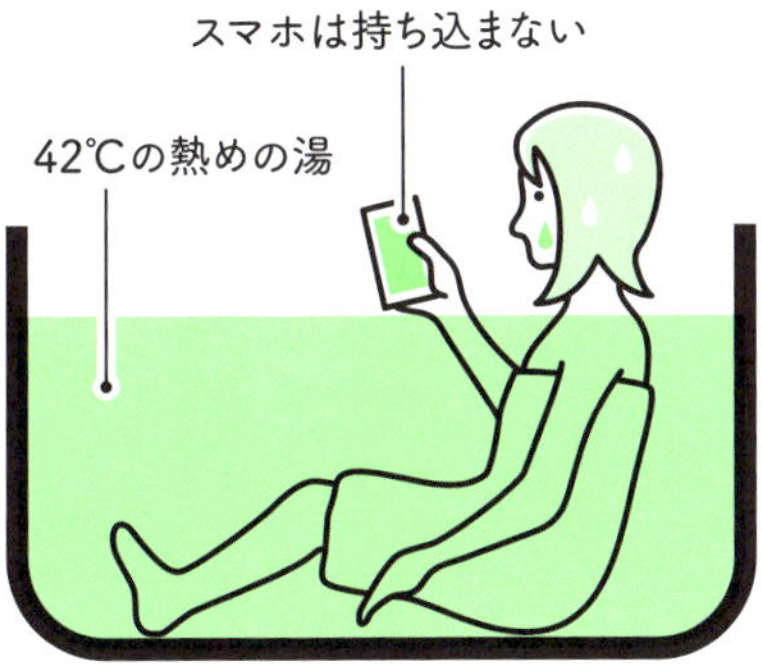

NG

全身浴でじっくり

スマホを見ながら入浴すると、熱さを感じにくくなり、ついつい長湯してしまう。浴室にはスマホを持ち込まないこと。

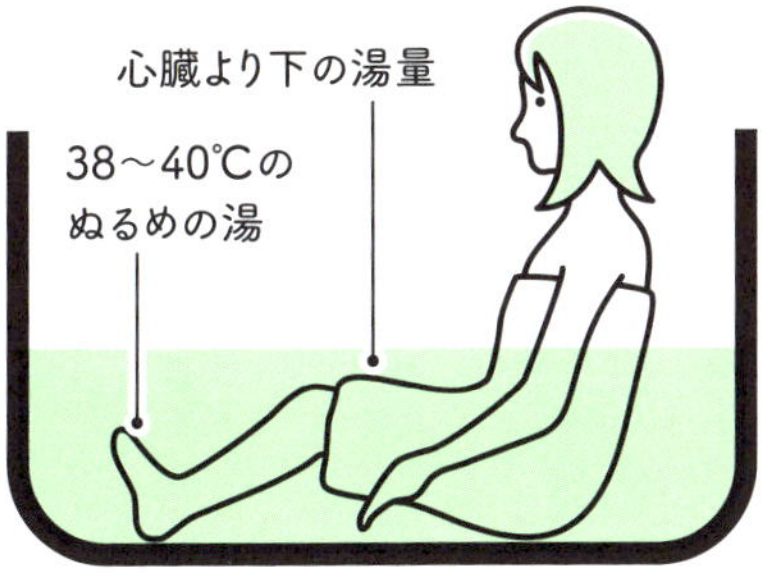

OK

半身浴でさっぱり

38〜40℃のぬるめのお湯に半身浴。湯量は心臓より下にし、時間は5〜10分で、じんわり汗が出てきたら湯から出る。

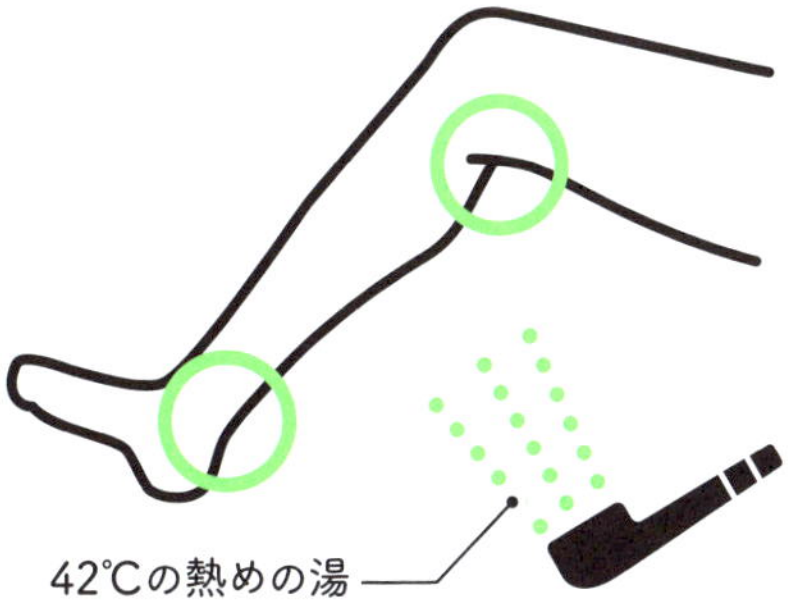

OK

ものすごく疲れた日は
熱いシャワーで

冷え性の方はシャワーで体を洗った後、膝裏と足首に42℃程度のお湯をかける。足首と膝裏は血管が表面近くを通っているため体を温めやすい。

「人疲れ」は脳疲労を蓄積させる

SNSのキャパオーバーに要注意！

悩みごとがあると眠れなくなる。これは脳が緊張状態に置かれ自律神経が乱れていることが原因で、疲れもたまる一方です。**悩みの原因の大半は人間関係だとはよく言われます**。

人間関係から起きるメンタルストレスは誰しもが抱えていることでしょう。**最近は特にSNSを介したつながり上での人疲れが問題化しています**。人間の脳の基本的な機能は人類の歴史上、大きく変化していないにもかかわらず、インターネットによる「つながり」は無限に広がり、脳のキャパシティをはるかに超えてしまいました。疲れたら、いったんSNSから離れることも必要です。

また、**物理的に他者との距離が近いことも人疲れの要因です**。会社や学校など大勢の人とともに過ごす時間が長ければ、それだけ「人疲れ」が増していきます。もし気の合わない相手がいれば悩みは深まり、自律神経はますます乱れてしまいます。

満員電車や混雑した街の中といった、物理的に人との距離が近い場所でも人疲れは起きやすいのですが、家庭内でも人疲れは起きるものなのです。**人はどんなに親しい相手とでも、始終一緒にいれば何らかのストレスがたまります**。人疲れを起こしているときは無理に人と会おうとせず、自宅で一人ゆっくり過ごしましょう。

人との付き合いでも脳は疲れる

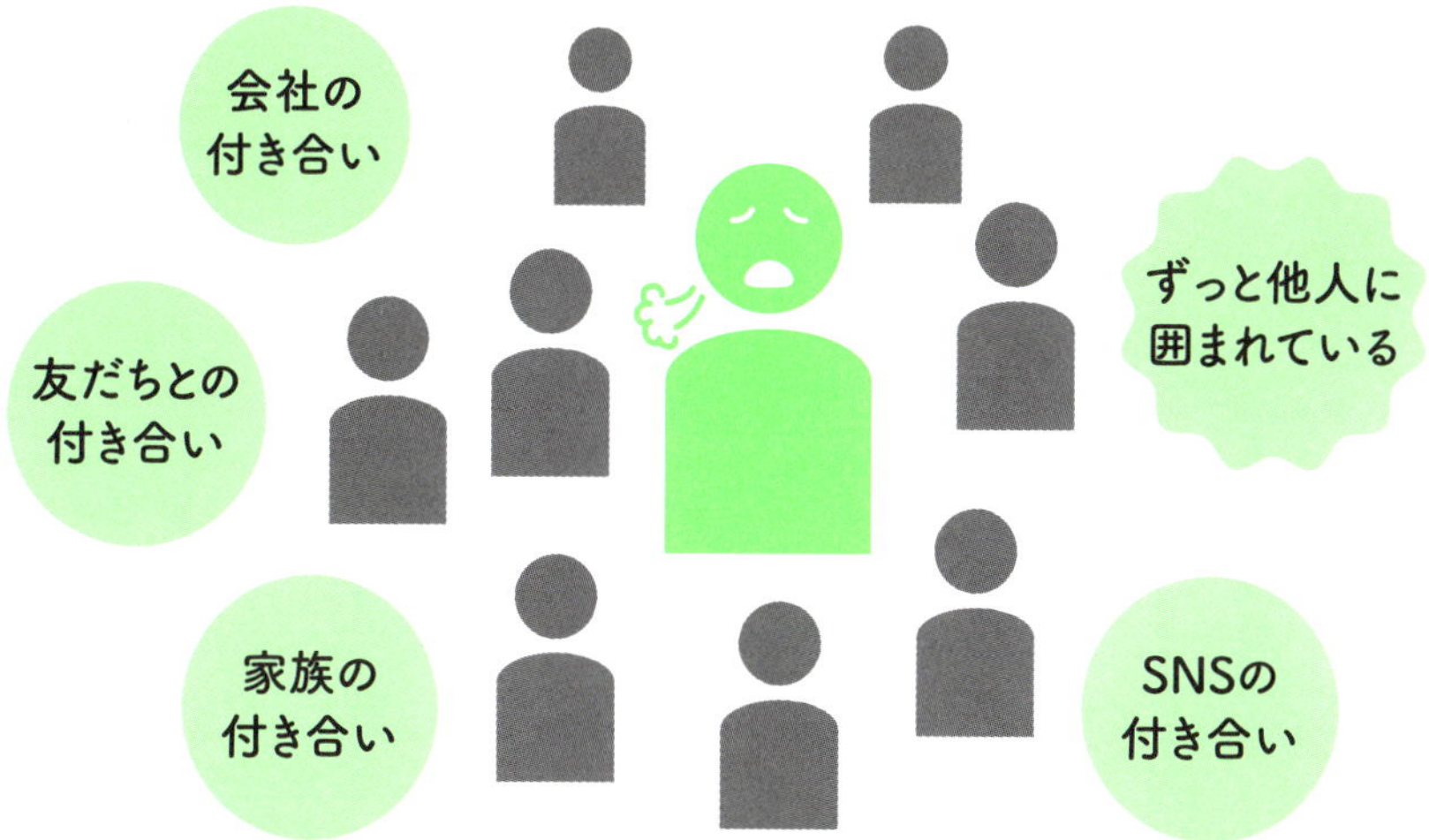

人疲れをとるコツ

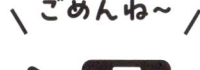

よく断るキャラに

時間が経つと断りにくくなるので、気が乗らない誘いはすぐに断る。そういうキャラだと思われれば気も楽になる。

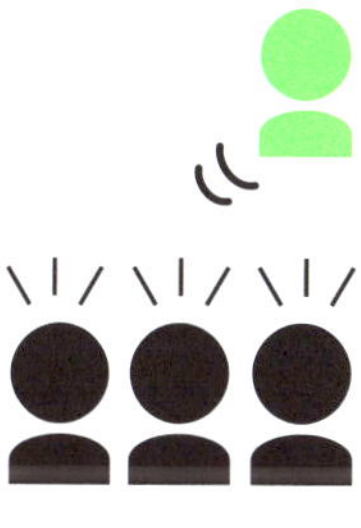

無理して皆と付き合わない

誰とでもうまく付き合うのは、そもそも難しいこと。気が合わないと思った人とは無理せず距離を置くように。

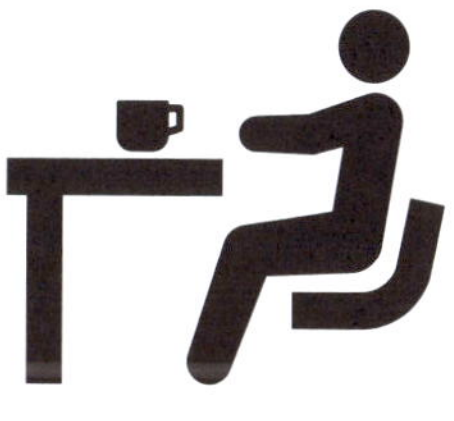

家族ともずっと一緒にいない

仲よし家族でも始終一緒はストレスの元。部屋を分ける、一人で出かけるなど自分のことに集中できる時間を持つ。

人間関係の悩みは書き出して3つに分類しよう

書き出し・分類で問題解決！

皆さんは、「ストレスの原因は何ですか？」とたずねられて、すぐに答えられますか？ 漠然と「人間関係」とは答えられるものの、その詳しい状況まで説明できる人は少ないのではないでしょうか。**ストレス解消の第一歩は、その原因となるものを突き止め、具体的な解決法を見つけ出すこと**。そのために有効な方法が原因の書き出しと分類です。自分にとってストレスの原因になっているものを思いつくままに書き出し、それを次の3つに分類します。

①自分で解決できること
②自分で解決できそうだが、今はできないこと
③自分では絶対に解決できないこと

まず、①に分類されたものはすぐに解決に着手し、③は潔くあきらめる、またはあきらめる努力をします。問題は②です。ストレスがたまれば脳は疲労し、エネルギー消費を防ぐため、脳の神経ネットワークが、目の前の問題に対し「できそうにない」という判断をくだします。**そこで、「今できそうにない」というものはいったん保留にし、先に脳を休めましょう**。問題を先延ばしにするのではなく、疲労から回復した脳が、「今なら解決できるから、やってみよう」と判断するのを待つのです。1～2か月後にリストの見直しをおすすめしますが、3日ほどの休息で解決策を見出す人も大勢います。

人疲れの原因を「見える化」してみよう

原因はわからないけど、人間関係がうまくいかず、「なんとなく気が沈む」「落ち込みが続く」ということは誰にでもあるもの。そんなときは、悩みを文字にしてもやもやを「見える化」することがおすすめ。

人疲れの原因を書き出してみる

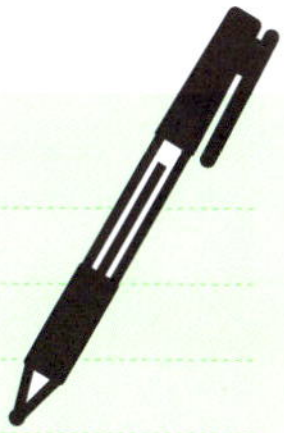

- 職場の同僚とうまくコミュニケーションがとれない
- 仕事を任されやすく、いつも残業になってしまう
- 反抗期の子どもとどう接してよいかわからない
- 約束を守らない友だちにイライラする
- SNSで見る他人の生活がうらやましくて仕方ない
- 週末に何の予定もないことに焦る

↓

分類する

1 自分の力で解決できる
↓
できるだけ解決する

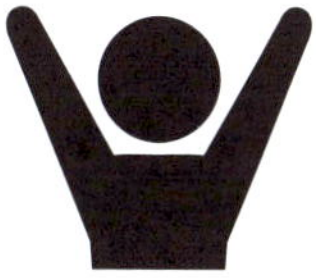

2 自分の力で解決できるが、今はできない
↓
ひとまず保留していったん休む

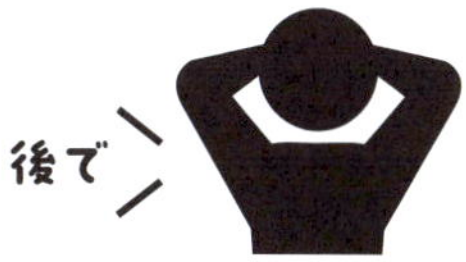

3 自分の力では解決できない
↓
解決できないなら気にしない

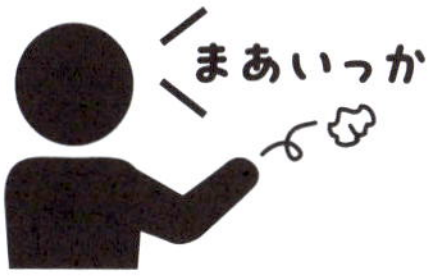

1～2か月後、リストを見直す

今日は疲労MAX……

その日のうちに回復したい！ 帰宅後の過ごし方

今日はたくさん動いて疲れた、 気を遣うことが多かった、 残業だったなど、 究極に疲れた！ という日には、 帰宅後このような過ごし方がおすすめです。

POINT①

早めの帰宅と少しの休憩

「仕事などでたまった疲れをジムで解消したい」「飲みに行って酒で憂さ晴らし!」と思うかもしれませんが、そこはまっすぐ帰宅が正解。そして、帰宅後はまずイスに座って少し休憩を。食事しながら休憩するのもよいでしょう。帰宅後、すぐ入浴するよりも、食事のほうがおすすめです。

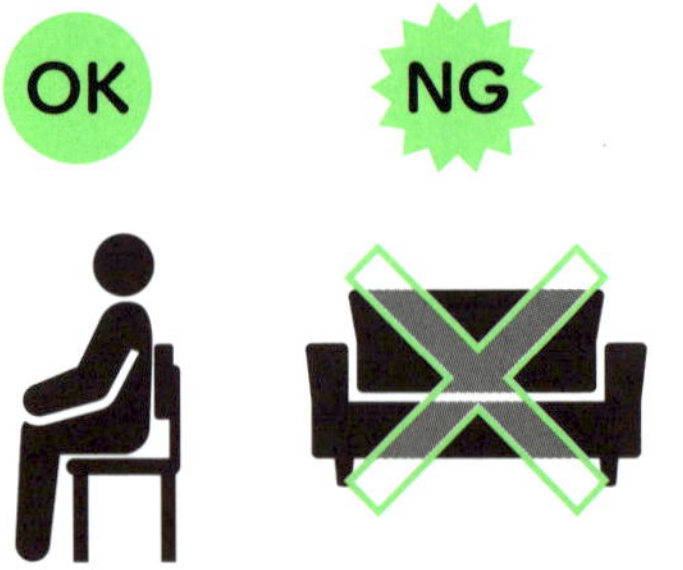

柔らかめのソファやベッドは、寝落ちしてしまうのでご注意。

POINT②

快眠のための時間をつくる

就寝２～３時間前の時間帯は寝るための準備時間。食事、入浴も終えて、副交感神経を優位にすることをしましょう。疲労 MAX の日くらいはパソコンやスマホは閉じて、好きな音楽を聴いたり、読書をしたりして寝付きをよくします。

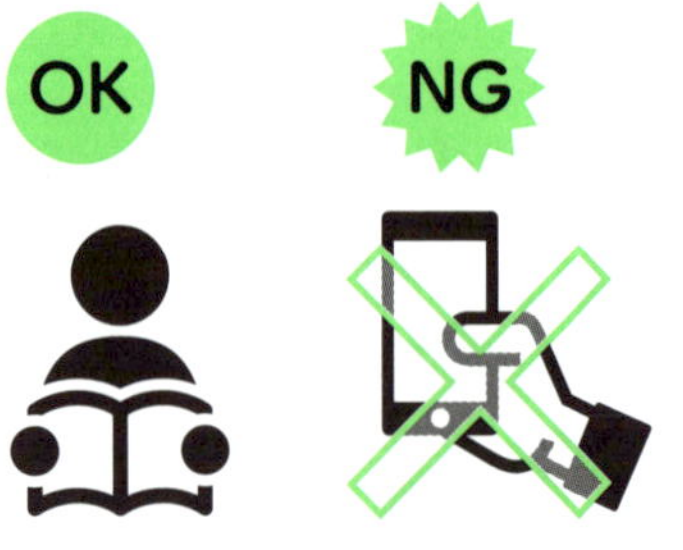

布団の上でスマホを操作するのはNG。

疲労を残さない！

帰宅後の理想の過ごし方

18時　帰宅
なるべく早めに帰る
NG
・ジムに寄る
・飲みに行く

休憩
イスに座って休む
NG
・すぐ入浴
・寝落ち

19時　夕食
お酒を飲みたいなら
夕食時に適量を

20時　入浴
ぬるめの半身浴か、
熱い湯のシャワー
NG
熱いお湯での
全身浴

21時　寝る前の準備

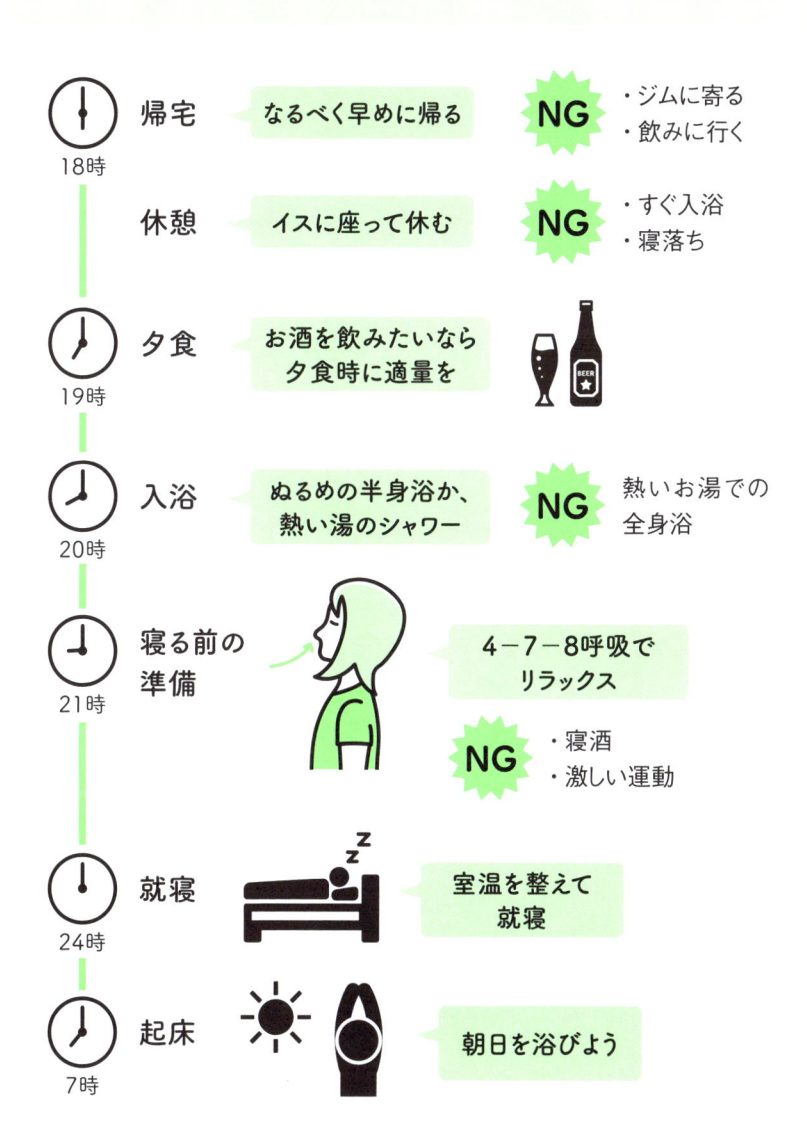

4－7－8呼吸で
リラックス
NG
・寝酒
・激しい運動

24時　就寝

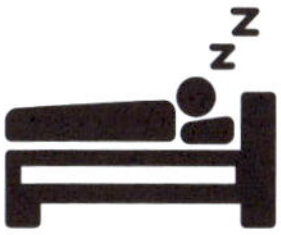

室温を整えて
就寝

7時　起床

朝日を浴びよう

明日は超ハード……

という日に備える前日の過ごし方

「明日はきっと疲れる!」 そんな日の前日は、 このようにして過ごすことがおすすめです。 なるべく前日の疲労を翌日に持ち越さないことが大切です。

POINT①

食事で疲労予防を

疲労回復に効果のあるイミダペプチドをしっかりとって、日頃から疲労に耐えうる体をつくるのがおすすめ。また、「幸せホルモン」とも呼ばれるトリプトファンも食事でとるとよいでしょう。トリプトファンは大豆や肉類・魚介類、乳製品、米などの穀類、バナナに多く含まれています。

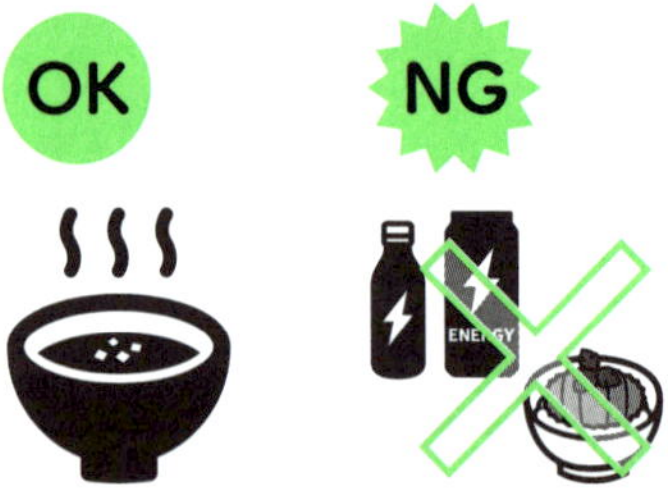

栄養ドリンクよりみそ汁がおすすめ。

POINT②

しっかり睡眠が重要

仕事のある日でも出かける日でも、頭を使い過ぎず、無理をせず、アウェイの時間を短くするべく早めの帰宅がベスト。筋トレを日常的にしている人は、1日おきにするのが筋肉の補修につながり、上手な疲労回復にもなります。就寝前の準備を整えて、快眠を導きましょう。

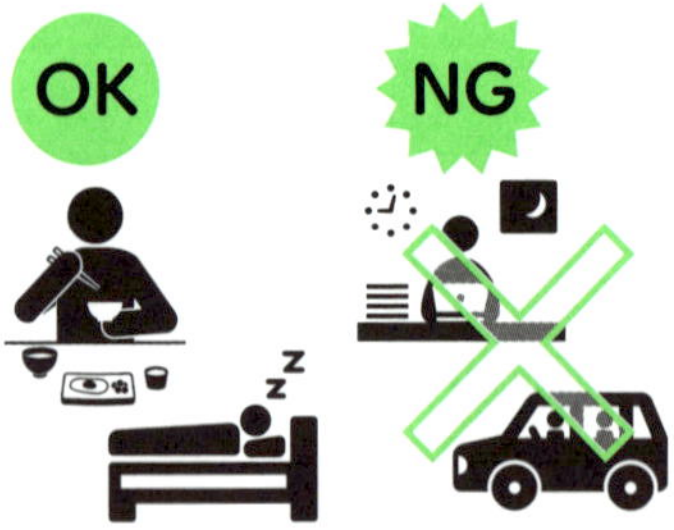

早めに帰宅し、自宅=ホームでのんびり過ごすのがベスト。

疲労を翌日に持ち越さない!

前日の理想の過ごし方

朝
- 起床 → 朝日を浴びる（なるべくいつも同じ時間に）
- 朝食 → ゆっくりしっかり食べる

昼
- 仕事・出かける → 一人時間を確保（ホームの時間をつくる）
- 休日 → なるべく自宅でのんびり

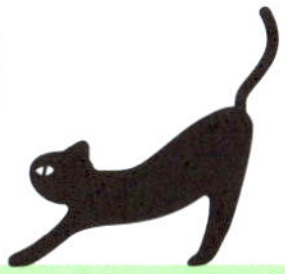

夜
- 就寝準備 → 寝る3時間前に食事・入浴を終えてリラックス
- 就寝 → 自然と眠れることが◎（いつも同じ時間で!）

やる気が出ない……というときは

明日のことを考えてモチベーションが上がらない……そんなときには考え方を変えてみましょう。例えば、「あの人と話すのがいやだ」という場合、「あの人と話すことで、この事業が成功する→給与が上がる、ボーナスがもらえる」というように。すると、気持ちが楽になり、ストレスも減ります。

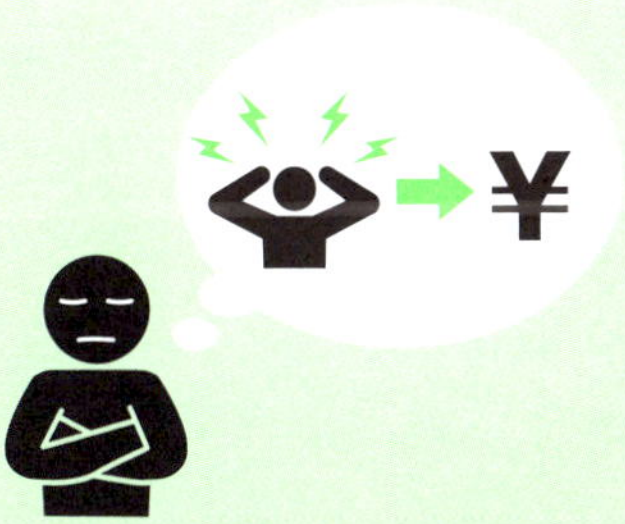

気が進まないことは、いやな人と会う時間を時給○○円に置き換えるなど割り切って考える方法を。

COLUMN 3

就寝前の読書は脳疲労の回復にOK? NG?

「お決まり」の本を読めばぐっすり眠れる

就寝前には寝るための準備が重要と述べてきました。ここで、「読書は就寝準備になるの?」と疑問に思うことでしょう。

答えは、「就寝準備になる場合、ならない場合がある」です。

例えば、子どもの頃、母親が絵本を読み聞かせてくれたことを思い出してみてください。子どもはいつの間にか寝てしまいます。結末までよく知っている話だから、安心して眠れるのです。これは大人でも同じ。何度も読んで内容を知っている本であれば、就寝前の準備として読むのはよいでしょう。反対に、はじめて読む本でワクワクドキドキしながら読んでいるなら、脳は覚醒してしまい、かえって寝付けなくなります。先の展開が気になって、つい夜更かしをしてしまった。そんな経験、誰しもありますよね。

ちなみに、音楽を聴きながら布団に入る場合、寝ている間にタイマーなどで鳴り止むようにしましょう。寝ている間もずっと音楽がオンになっていると、耳は覚醒してしまい、浅い眠りになるのでご注意を。

PART

4

疲れがみるみる消えていくすごい食事術

疲労回復のためには質のよい睡眠が大切。質のよい睡眠のために、すぐできることは食事を変えることです。疲労回復に効果的な食材やドリンクをご紹介します。

疲労回復に効果バツグンの4大成分をとろう

スタミナ料理よりイミダペプチド

　PART2でも紹介しているように、疲れたときにスタミナ料理をセレクトするのは、日本の食糧事情が悪かった時代のなごり。現代では栄養不足が疲労の原因になることはほとんどなくなりました。**それより問題なのは、食べ過ぎることです**。必要以上に食べてしまうことによって消化器の自律神経に負担がかかり、疲れが増強するのです。では、現代を生きる私たちは、スタミナ料理にかえて、どのようなものを食べれば疲労回復するのでしょうか。

　ぜひ摂取してほしい成分が4つあります。**中でもおすすめなのが、鶏胸肉やマグロ、カツオなどに多く含まれる「イミダペプチド」という成分です**。イミダペプチドは、脳の自律神経中枢や筋肉にしっかり届き、細胞がサビることを防ぎます。自律神経が整い、疲労回復を最も早めてくれる成分なのです。

　また、**レモンや梅干し、酢などの酸っぱい食材に含まれるクエン酸も疲労回復に効果的**。エネルギー効率を高めてくれます。特に、イミダペプチド豊富な食材と一緒にとるのがおすすめなのです。さらに、サバやイワシなどの青魚に多く含まれる血液をサラサラにするEPA・DHA。トマト、ニンジンなどに含まれる抗酸化作用のあるリコピンやカロテンも積極的に摂取したい栄養成分です。

食べて疲労軽減！　覚えておきたい4大成分

疲れたなあと思ったら、スタミナ料理の前にこちらの食材を思い出してほしい。イミダペプチドなどの４大成分を摂取することで脳の細胞が元気になり、スピーディーな疲労回復が期待できる。

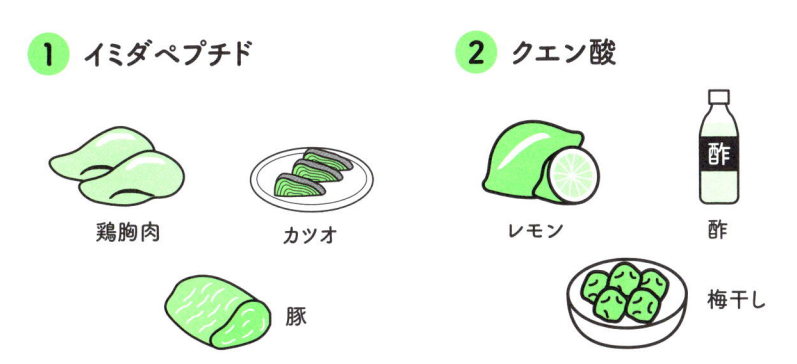

1 イミダペプチド

鶏胸肉

カツオ

豚

マグロ、カツオ、豚肉などにも含まれているが、最も多く含まれているのは鶏胸肉。積極的に食べたい食材だ。

2 クエン酸

レモン

酢

梅干し

疲れたときには酸っぱいものをという言い伝えがあるように、レモン、梅干し、酢などに含まれるクエン酸も◎。

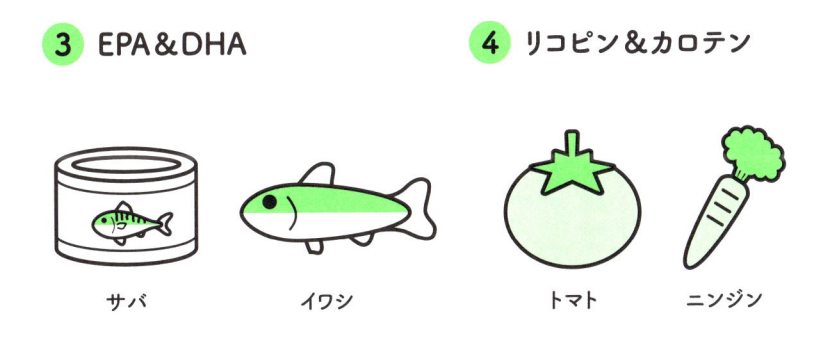

3 EPA＆DHA

サバ

イワシ

サバやイワシなどの青魚に多く含まれるEPAとDHA。人の体内では生成できない栄養成分なのでしっかり摂取を。

4 リコピン＆カロテン

トマト

ニンジン

トマトやニンジンなどに含まれるリコピンとカロテンは抗酸化作用が高く、体内の活性酸素を減らして疲労も軽減。

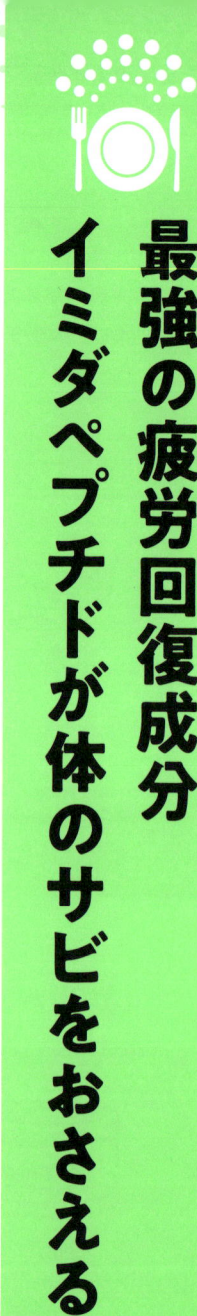

最強の疲労回復成分 イミダペプチドが体のサビをおさえる

脳内で活性酸素を攻撃する

疲労回復にはイミダペプチドが最も効果的であるということは、2003年にはじまった「疲労定量化および抗疲労食薬開発プロジェクト」で明らかになりました。疲労を数値化し、それを軽減する食成分を見つけようというこの研究では、さまざまな成分を検証。**その結果、ダントツで疲労軽減効果が高かったのがイミダペプチドだったのです**。

イミダペプチドは豚肉、マグロ、カツオなどにも含まれますが、鶏胸肉が含有量ナンバーワンであることも明らかになりました。空を飛ぶ鳥は胸の筋肉で翼を羽ばたかせ、疲れ知らずで長距離を飛行します。それは胸の筋肉に含まれるイミダペプチドのなせる技、だったのです。私たちが食す鶏は空を飛びませんが、胸の筋肉には遺伝的にイミダペプチドが含まれています。

脳疲労は、細胞のサビともいえる活性酸素による酸化ストレスによって起こりますが、**イミダペプチドは、脳内の活性酸素をピンポイントで攻撃してサビの蓄積を抑制**。それによって脳疲労が改善して自律神経も整います。

推奨される1日の必要量は200㎎。鶏胸肉100gを食べると効果的に摂取できます。スーパーやコンビニでも入手しやすい鶏胸肉。お食事に積極的にとり入れてみましょう。

イミダペプチドはさまざまな疲労を軽減！

運動後と翌日の筋肉疲労を軽減

デスクワークで起こる疲労を軽減

運動しているときの疲労を軽減する

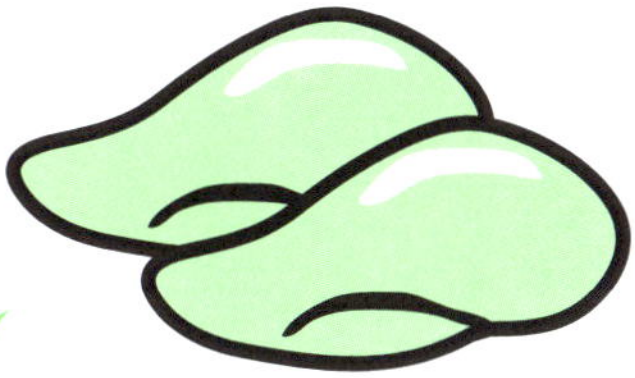

長距離運転の疲労、倦怠感を軽減

老化、免疫力の低下、内分泌異常を予防

眼精疲労、肩こり、不眠、イライラを軽減

鶏胸肉100ｇ（皮なし）で１日のイミダペプチド必要量200mgが摂取できる！

※鶏胸肉の100ｇあたりのイミダペプチド含有量は1223mg。そのうち体に吸収されるのはごく一部だが、100ｇ食べれば200mgはカバーできる。

うまく摂取するコツは？

1 加熱して毎日の料理に取り入れる

イミダペプチドは加熱に強い成分。焼く、蒸す、煮る、揚げる、茹でるなどの調理法で毎日の食事に取り入れよう。継続して摂取することで疲労回復効果がさらに高まる。

2 残った汁も余すことなく摂取を

イミダペプチドは水溶性。煮たり茹でたりした後の汁も残さず摂取を。野菜をプラスしてスープにしたり、鍋物の出汁に利用したり、雑炊などにすると余すことなく摂取できる。

3 サプリメントで効率よく摂る

料理している時間がない、ゆっくり食事ができない……そんな人はイミダペプチドをドリンク剤やサプリメントで摂取しよう。含有量200mgと表示されているものがおすすめ。

疲労回復には酸っぱいものも効果的

クエン酸がミトコンドリアを助ける

「疲れたら酸っぱいものを食べるとよい」という言い伝えも、あながち嘘ではありません。「疲労定量化および抗疲労食薬開発プロジェクト」では、レモンなどの柑橘類、梅干し、酢といった酸っぱい食材に含まれるクエン酸も疲労回復効果が高いことが明らかになりました。クエン酸による疲労回復のしくみは、イミダペプチドとは異なることもわかっています。

　人の体の細胞にはミトコンドリアという小さな器官があり、人が摂取した栄養素を分解してエネルギーをつくり出しています。このエネルギーによって私たちは生きることができるのです。このミトコンドリアの働きに影響を与えているのがクエン酸です。細胞のエネルギーが欠乏して疲労がたまったとき、**クエン酸を摂取するとミトコンドリアが活性化して再びエネルギーをつくり出すのです。**ミトコンドリアからエネルギーが生まれることで体の疲れが回復し、元気に活動できる……これが、クエン酸がもたらすパワーです。**1日の摂取量目安は、レモンなら2個、梅干しなら4～6個、酢や黒酢なら大さじ3～4杯。**食事がおろそかになっているとき、多忙なとき、激しい運動をしたときなどに特に効果が発揮されます。疲れを感じたら、レモンや黒酢のドリンク、梅干し入りおにぎりなどでミトコンドリアをサポートしましょう。

酸っぱいものが疲れに効く理由

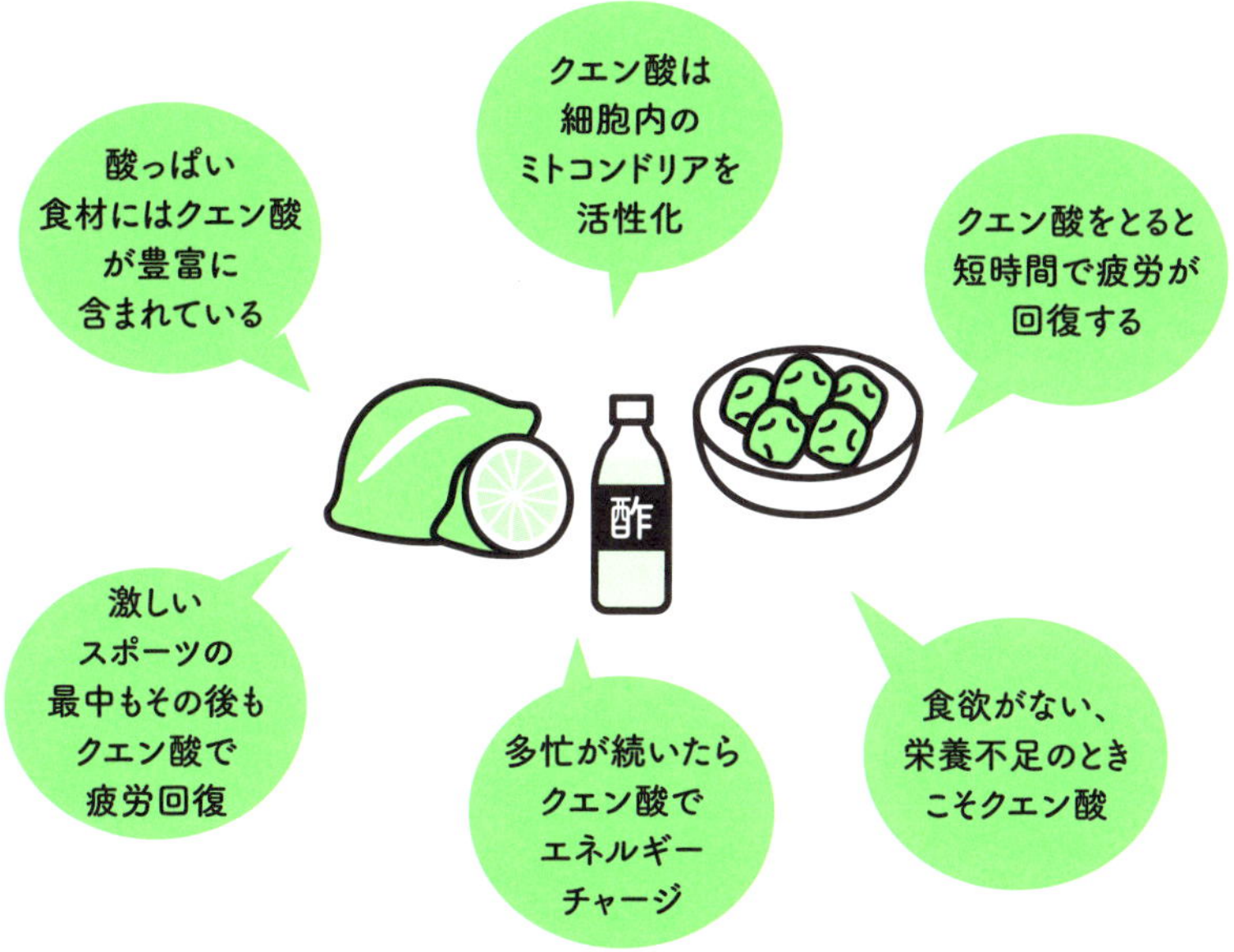
酸っぱい
食材にはクエン酸
が豊富に
含まれている
クエン酸は
細胞内の
ミトコンドリアを
活性化
クエン酸をとると
短時間で疲労が
回復する
酢
激しい
スポーツの
最中もその後も
クエン酸で
疲労回復
多忙が続いたら
クエン酸で
エネルギー
チャージ
食欲がない、
栄養不足のとき
こそクエン酸

酢が疲れをとるしくみとは?

人の体内でエネルギーをつくり出すミトコンドリア。 クエン酸を摂取するとミトコンドリアが活性化し、 猛スピードでエネルギーを生み出す。

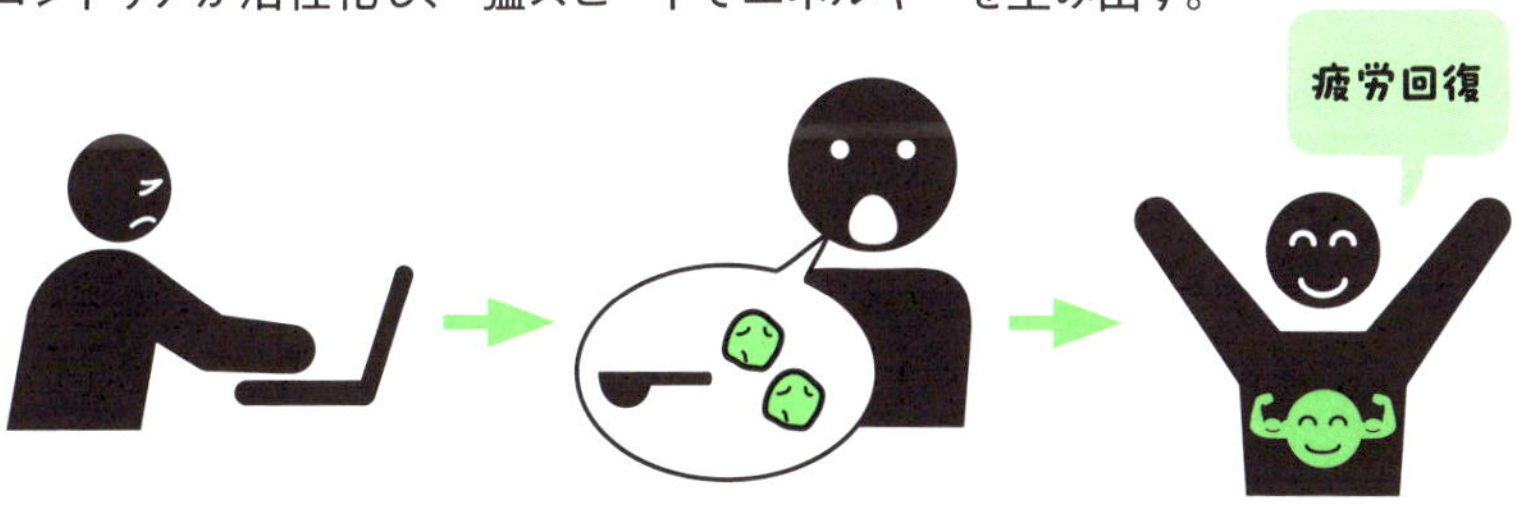
疲労回復

働き過ぎ、 運動のし過ぎで疲労がたまる……。

黒酢や梅干し、レモンなどでクエン酸をチャージ!

細胞内のミトコンドリアがエネルギーをつくり出して疲労回復!

疲労回復のスーパーフードは鶏胸肉＋梅干し

イミダペプチドとクエン酸を同時に

　ここまでお伝えしてきたように、疲労回復効果が最も高い食材は鶏胸肉です。鶏胸肉に含まれるイミダペプチドが脳細胞の活性酸素を抑制して脳疲労を改善します。もう少し詳しくいうと、摂取したイミダペプチドは体内でヒスタジンとβ-アラニンというアミノ酸に分解され、血管を通して脳に到達します。そして、**脳内で再合成されてイミダペプチドとなり、脳細胞に働きかけるのです**。

　さらに、クエン酸も疲労回復効果が高いとお伝えしました。クエン酸が含まれる酸っぱい食材は、疲れた脳と体をスピーディーに回復に導きます。

　ここで考えられるのが、**イミダペプチドとクエン酸を一緒に摂れれば最強の疲労回復食になるということ**。鶏胸肉に梅干しやレモン、酢をプラスすることで2成分を同時に摂取できるのです。梅干しおにぎりと鶏胸肉ソテー、鶏胸肉の黒酢あんかけなど、2成分を意識しながらメニューを考えるとよいでしょう。

　また、**みそ汁も疲労回復におすすめです**。カツオ出汁でイミダペプチド、みそや豆腐で大豆タンパク質、緑黄色野菜でカロテン、サケなどの魚を加えてDHAやEPAをとることもできます。**塩分過多にならないようみその分量に気を付けることもポイントです**。

最強の組み合わせは鶏胸肉&梅干し

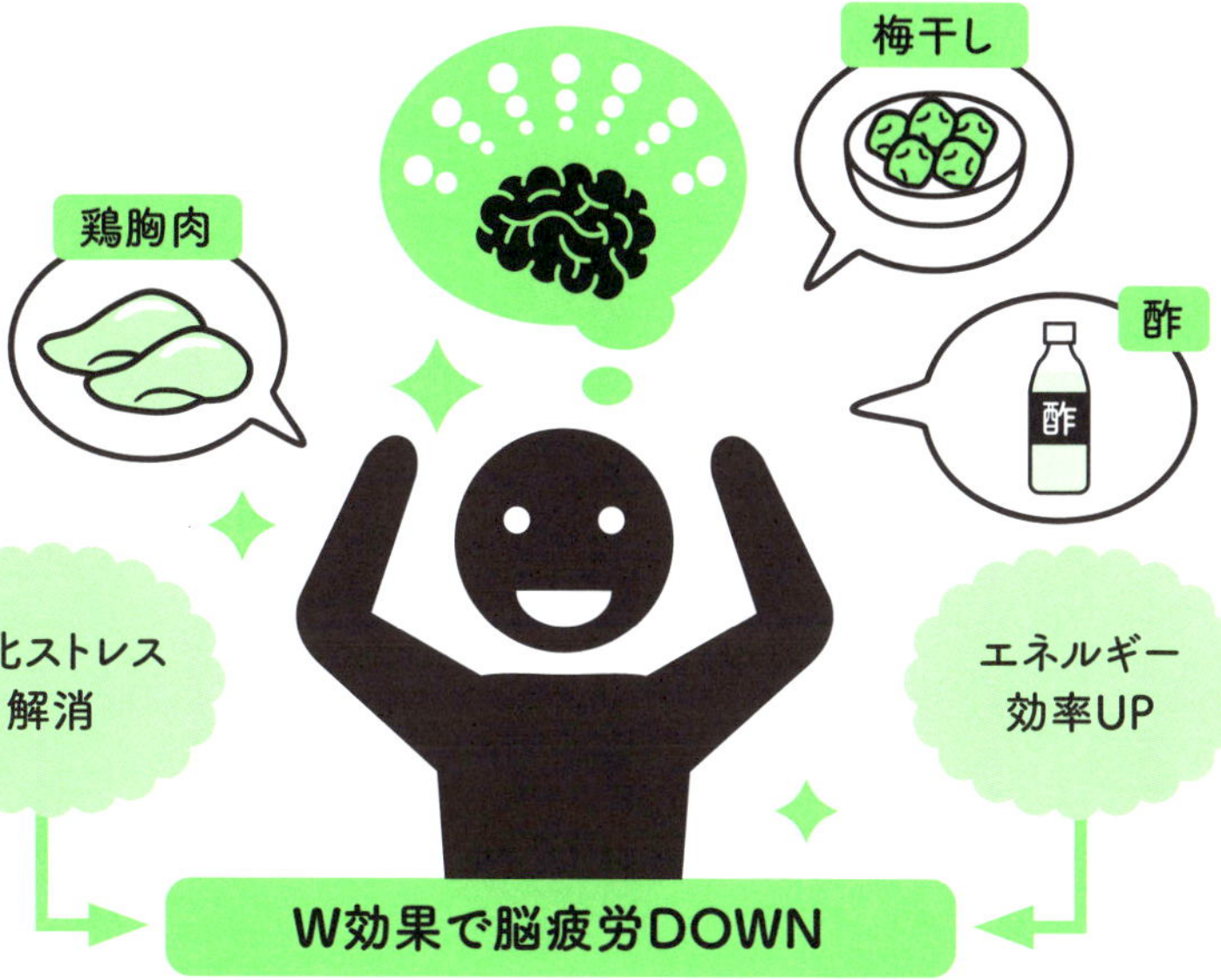

みそ汁もおすすめメニュー

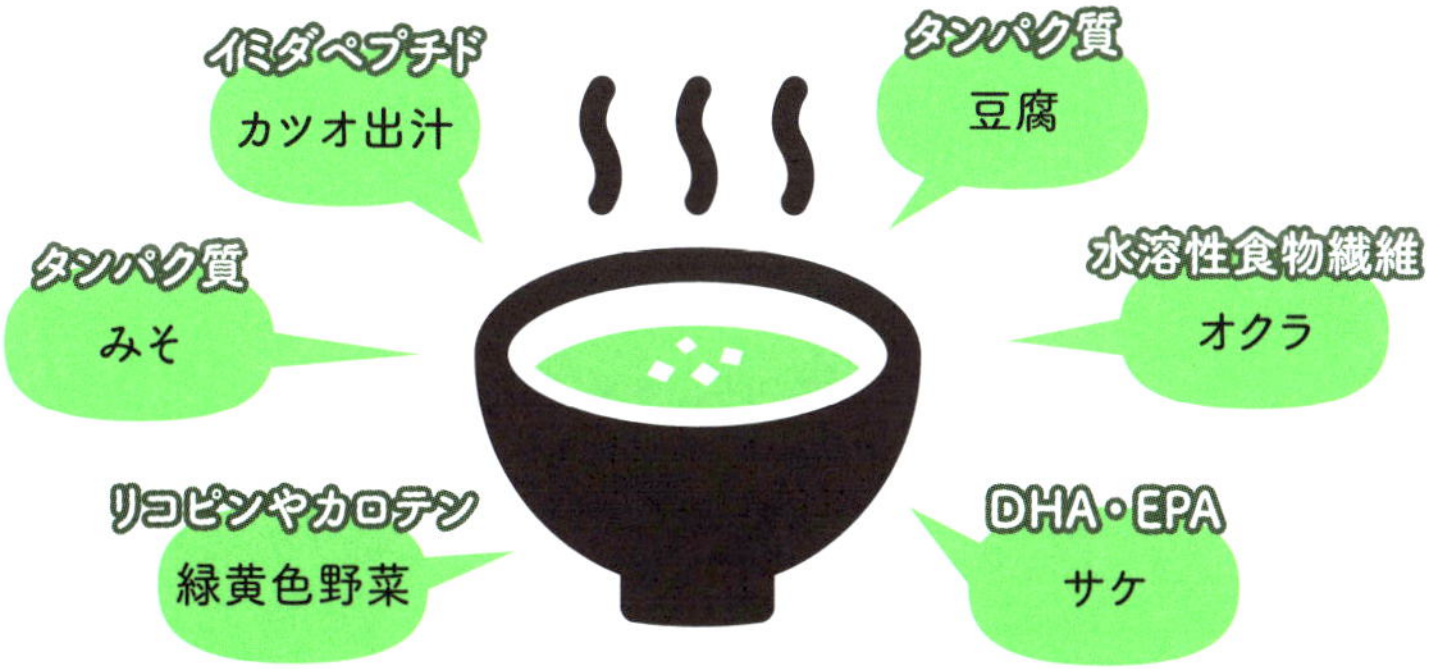

合わせる食材次第でバリエーション豊富に

ＥＰＡ＆ＤＨＡ、リコピン＆カロテンで脳だけではなく体もメンテナンス

食事で摂取することがポイント

脳の疲労を軽減するには、体の健康を保つことも忘れてはいけません。そのためにおすすめしたい成分は、**ＥＰＡ（エイコサペンタエン酸）＆ＤＨＡ（ドコサエキサエン酸）とリコピン＆カロテンです**。

１０７ページでもお伝えしているように、ＥＰＡ＆ＤＨＡはサバやイワシなどの青魚に多く含まれています。どちらもオメガ３脂肪酸の一種で人間の体内ではつくることができないため、食材から摂取する必要があります。この２つの成分は、中性脂肪やコレステロールの数値を下げる他、血中の赤血球の柔軟性を高める働きがあり、酸素を全身にくまなく送ることに役立ちます。**酸素が十分に行き渡ることでミトコンドリアがエネルギーを生み出し、疲労回復につながるのです**。

また、トマトやニンジンに含まれるリコピン＆カロテンも健康維持に欠かせません。１０７ページでも紹介しているように活性酸素を除去する成分で、脳細胞で力を発揮するイミダペプチドとはしくみが異なるものの細胞にサビが生まれるのを防ぐ効果があります。私たちにとって心強いリコピン＆カロテンですが、数時間程度で体内から消滅してしまう性質があります。**つねに食事に取り入れることを心がけるとよいでしょう**。

血液サラサラ効果も期待！　EPA&DHA

人間の体内では
つくられないので
食材で摂取

血液中の中性脂肪と
コレステロールを
減らす

血液中の赤血球の
柔軟性をアップする

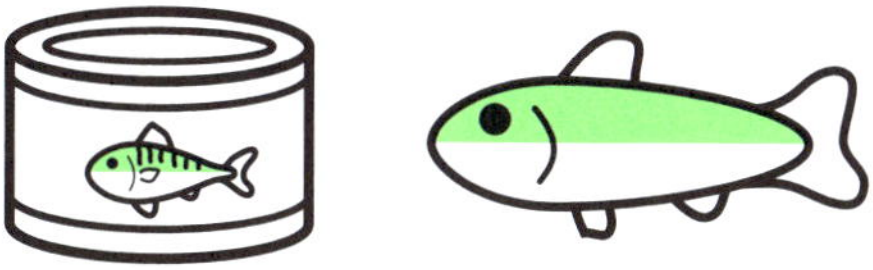

赤血球が
毛細血管を通過し
酸素を運ぶ

酸素を受けとった
ミトコンドリアが
エネルギーを生んで
疲労回復

美容や健康にもおすすめなリコピン&カロテン

酸化ストレスに
対抗し活性酸素を
除去

老化予防や
がん予防に
効果あり

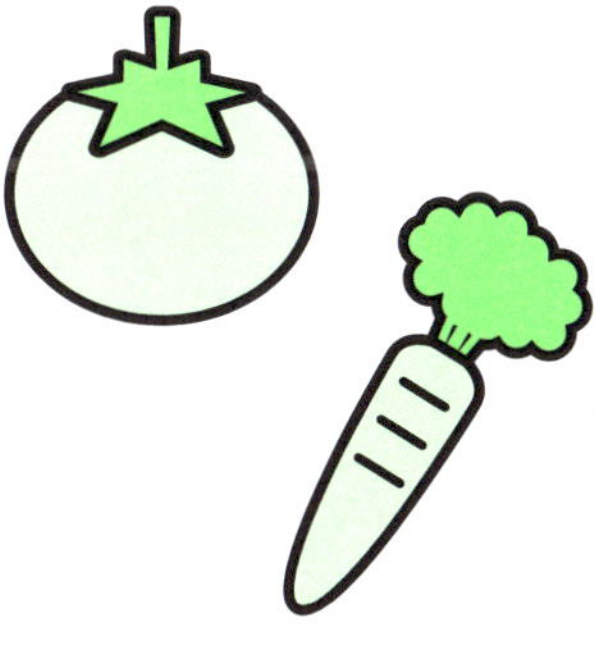

活性酸素が
原因となる
動脈硬化を予防

油に溶ける
性質があるため
炒め物が◎

食べれば疲れがとれる！疲労回復フード一覧

偏りなくバランスよく食べるのが正解

ここまで、疲労回復に欠かせない成分はイミダペプチド、クエン酸、ＥＰＡ・ＤＨＡ、リコピン＆カロテンであることをお伝えしてきました。脳疲労を改善するとともに、体の健康を維持するこうした成分は、毎日の食事でしっかりとることが大切です。どんな食材を食べればよいか、左の表にまとめています。ぜひメニューの参考にしてください。外食時、コンビニやスーパーのお惣菜ですます食事の際にも意識するとよいでしょう。

こうした食材で疲労回復を図るポイントは、バランスよく食べることです。イミダペプチドが豊富だからといって鶏胸肉だけを食べ続けるような食生活はＮＧです。豚肉、カツオ、マグロなどもとり入れ、おいしく、飽きずにイミダペプチドが摂れるように心がけましょう。クエン酸が多く含まれるレモンや梅干し、酢を使って調理すれば、さらに疲労回復効果が高まることも思い出してください。

また、サバ、イワシ、サンマなどの魚は、ＥＰＡ・ＤＨＡのみならず動物性タンパク質が豊富です。タンパク質は人間がつくることのできない必須アミノ酸が結合したもので、細胞の強化には欠かせません。**大豆や豆腐などの植物性タンパク質とともにまんべんなく食べることで、疲労回復効果がさらにアップします**。

一目でわかりやすい疲労回復フード一覧

4大成分	主な食材
イミダペプチド ★はイミダペプチド含有量	鶏胸肉 ★1223mg/100g 豚ロース肉 ★928mg/100g カツオ ★811mg/100g マグロ ★767mg/100g
クエン酸 ★は1日のおすすめ摂取量	レモン ★果汁2個分 梅 ★4～6個 酢 ★大さじ3～4杯
EPA＆DHA	サバ イワシ サンマ マグロ
リコピン＆カロテン	トマト ニンジン ブロッコリー ホウレンソウ カボチャ

リンゴもおすすめ！

疲労回復にはリンゴも効果があることが最近の研究で明らかになった。リンゴポリフェノールと呼ばれる抗酸化物質に含まれるさまざまな成分が、細胞の酸化ストレスを抑制して疲労感を改善する。

リンゴポリフェノールが酸化ストレスを除去

スポーツ時の肉体疲労にすばやく作用

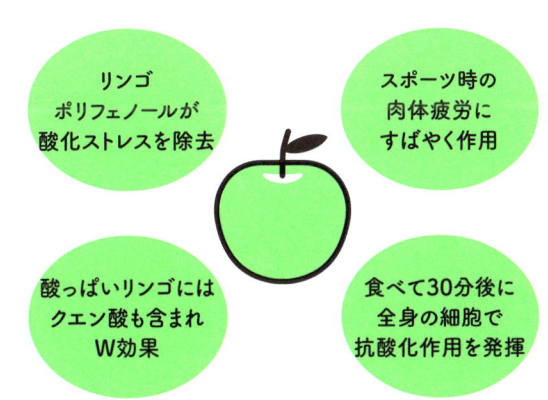

酸っぱいリンゴにはクエン酸も含まれW効果

食べて30分後に全身の細胞で抗酸化作用を発揮

ツオ出汁のつくり方

つくれる疲労回復ドリンクを紹介します。

レシピ監修：北嶋佳奈（管理栄養士、フードコーディネーター）

1 出汁をとる時間がないときは市販の「飲むカツオ出汁」でOK!

カツオにはイミダペプチドが豊富なので、カツオ出汁にも疲労回復効果があります。そのまま飲めるカツオ出汁の缶や溶かすだけの粉末タイプを買っておけば、疲れていてもすぐ飲めます。また、疲労予防としては、1日に3～4回に分けて飲むとよいでしょう。

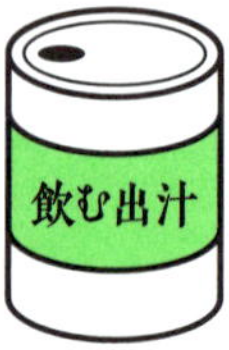

缶タイプや
粉末タイプの
出汁をストック

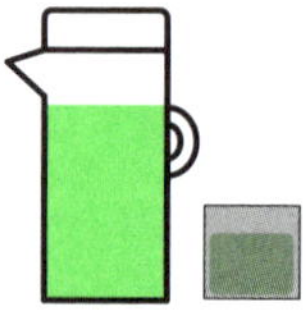

休日に
出汁をとり、
つくり置きしておく

2 日々の疲れにチョイ足しで

カツオ出汁をベースに、ちょっとした食材を入れるだけでも疲労回復効果がプラスに。味のバリエーションも出るので、飽きなく毎日飲めます。

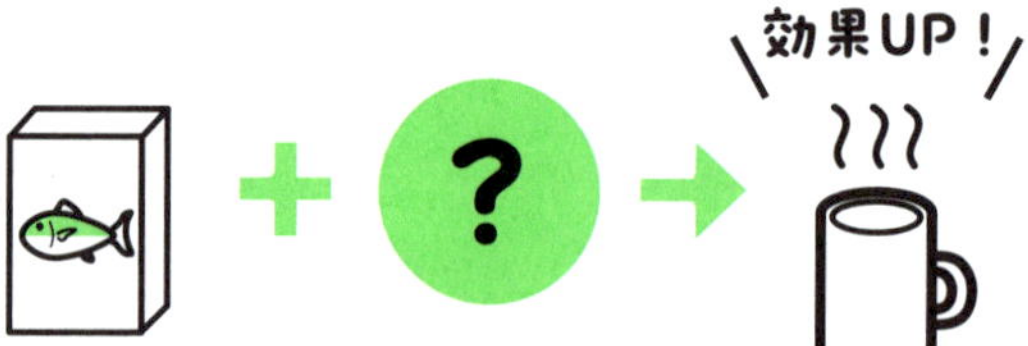

ベースの
カツオ出汁

チョイ足し
具材

出汁ドリンク
完成

食欲がなくても飲める！

疲労回復力

疲れてクタクタ……。そんなときにピッタリ！　な、すぐ

簡単！　おいしい！　カツオ昆布出汁のとり方

❶

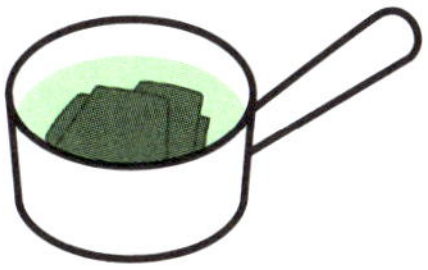

濡らしたキッチンペーパーなどで出汁昆布（10g）の軽く表面を拭きとり（白い粉は旨み成分なのでとらない）、鍋に入れ水（1L）を注いで 30 分以上おくか、冷蔵庫で一晩おく。

❷

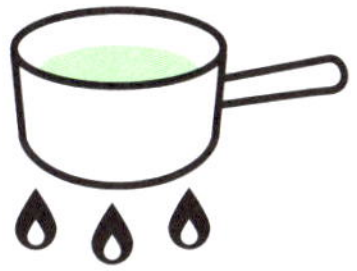

❶を弱めの中火にかけ、ふつふつとしてきたところで火を止めて昆布をとり出す。沸騰させると、粘り気や雑味が出るので沸騰させないように。

❸

冷ましてから冷蔵庫保存で2～3日間ほど保存可

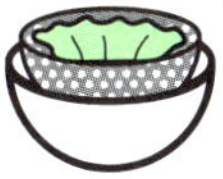

❷にカツオ節（10g ～ 20g）を入れ、沈むまで2分ほどおいて、ザルとキッチンペーパーを重ねたボウルでこす。濁りや雑味が出るのでヘラで押したり絞ったりしない。

POINT 1

カツオ節のみで作る場合は、水を沸騰前まで温めてから❸のステップのみで OK。（カツオと昆布を組み合わせることで、相乗効果により旨みが増す）

POINT 2

冷製で飲んでも OK だが、冷製は温かい出汁より風味を薄く感じるかも。素材の量を増やすなど濃い目の出汁にするとよい。少量の塩を加えると味がしまり、レモンなど酸味のあるものを加えると夏でもさっぱり飲める。

アレンジにおすすめのチョイ足し具材

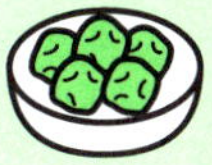

- 梅干し
- 柚子胡椒
- しょうが

そのほかにも……

- トマトジュースとオリーブオイル（旨みをプラス）
- ゆず、すだちなど柑橘類（クエン酸をプラス）

ゆっくりと食事することが疲れにくいコツ

しっかりかんでゆっくり食べる

「食」で疲労回復を図るには、何を食べるかだけでなくどのように食べるかも大切です。イミダペプチドをとっても疲れが抜けない……そんな方は食事のしかたを確認しましょう。

　忙しい毎日の中でつい早食いになっていないでしょうか。**食事はゆっくり食べることが疲労回復のカギです**。早食いすると血糖値が急激に上がり、糖尿病リスクが高まります。血糖値を下げるためインスリンが多く分泌されると疲労感が強まってしまうのです。

　ゆっくり食べるためには、かむ回数を増やすことがおすすめです。30回を目安にしっかりかむと、脳がリラックスするセロトニンが分泌され、精神的にも安定します。

　また、テレビやスマホを見ながら食べると、かむ回数が少なくなるので要注意。気持ちを落ち着けて食事に集中し、食べることを楽しむ余裕を持つことで疲労回復が実現します。

　一人きりでの食事もできるだけ避けたほうがよいでしょう。一人で食べると早食いになったり、食べ過ぎたりと、血糖値が急激に上がる食べ方をしてしまいます。**家族や仲のよい友人と時間をかけて食事を楽しむ機会を多くすれば、副交感神経が優位になって心身ともにリラックスします**。それにともなって疲労感も軽減されるのでお試しを。

こんな食べ方をしていませんか?

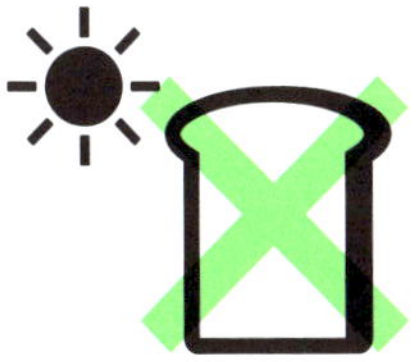

朝食抜きが多い

ながら食べする

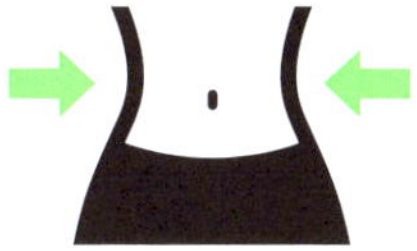

ダイエットをよくする

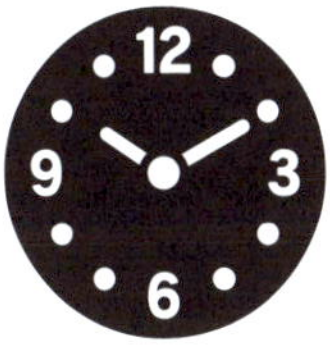

21時過ぎの食事

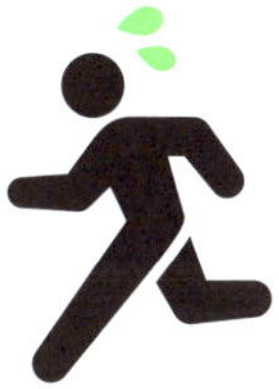

食後すぐの運動

食事時間がバラバラ

疲労をためにくい食べ方とは?

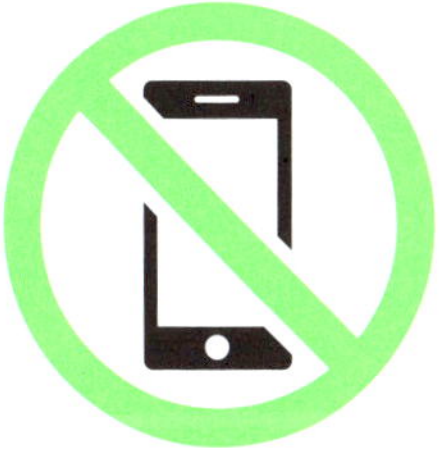

落ち着いて食事を

早食い、ドカ食いは禁物。スマホやパソコンは見ず、時間をとってゆったり気分で食事をしたほうが疲労回復効果が高まり、メリットも大きい。

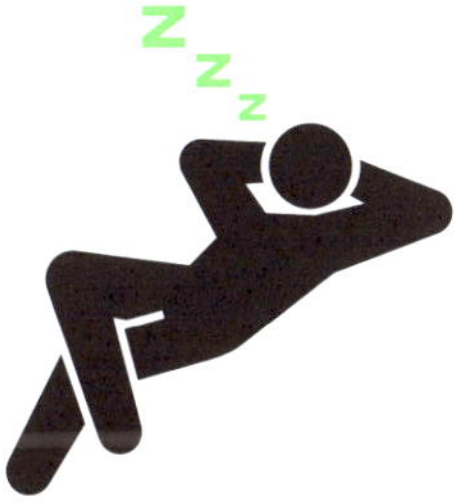

食後にはゴロゴロ

ランチの後に眠気が襲うことがあるが、その眠気をいかして食後に20分くらい昼寝をすると疲れがとれ、午後もしっかり働ける。

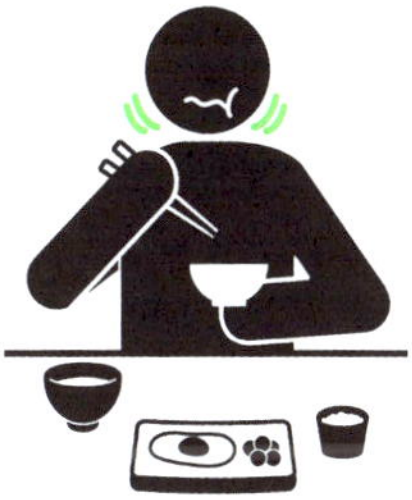

30回はよくかむ

ゆっくり食べるためにはしっかりかむこと。一口入れたら30回はかむように意識を。咀嚼はセロトニンを分泌してリラックスできる。

睡眠の質を上げるために朝ごはんは必要不可欠

起床後1時間以内に食べること

朝食はしっかり食べていますか？　朝は時間がない、食欲がわかないといった理由で朝食を抜くと、疲労回復にはデメリットしかありません。**朝食抜きでは体が飢餓状態になり、交感神経が高ぶってイライラしてしまいます**。イライラは脳の疲労につながり、体の疲れを増幅させてしまうのです。

それに対し、起床後1時間以内に飲食して胃を動かすと自律神経が整い、全身が活性化されることがわかっています。朝日を浴びると自律神経にスイッチが入るのと同じような効果が朝食にはあるのです。幸せホルモンのセロトニンが分泌し、体内時計もリセットされ、体は活動モードに。**夜には自然と眠くなり睡眠の質が向上するメリットもあります**。

朝食メニューは、**ごはんなどの炭水化物、焼き魚、みそ汁といった和食メニューがおすすめです**。エネルギー源となる炭水化物はぜひ食べるようにしてください。もちろん、イミダペプチドがとれる鶏胸肉が食べられたらベストです。トマトやブロッコリーなどの緑黄色野菜でカロテノイドを、リンゴやブドウでポリフェノールをプラスすると、最強の朝食になります。**食欲がない場合でもフルーツやコーヒーで朝食をとると疲労感が軽減されます**。ぜひ明日の朝からはじめてみましょう。

忙しい日こその朝ごはんのススメ

朝食をとるメリット

- 自律神経のバランスが整って体が活性化する
- 朝に食べた疲労回復成分が日中の疲れを軽減
- 体内時計がリセットされて夜はぐっすり眠れる
- 幸せホルモンのセロトニン効果で精神も安定

朝食抜きのデメリット

- 空腹の状態が昼まで続きイライラ感が増幅
- イライラ感は自律神経を疲れさせる原因に
- 細胞が目を覚まさず全身がパワー不足に
- 昼ご飯にドカ食いしてしまい血糖値が上がる

朝ごはんで疲労回復成分をとるには……

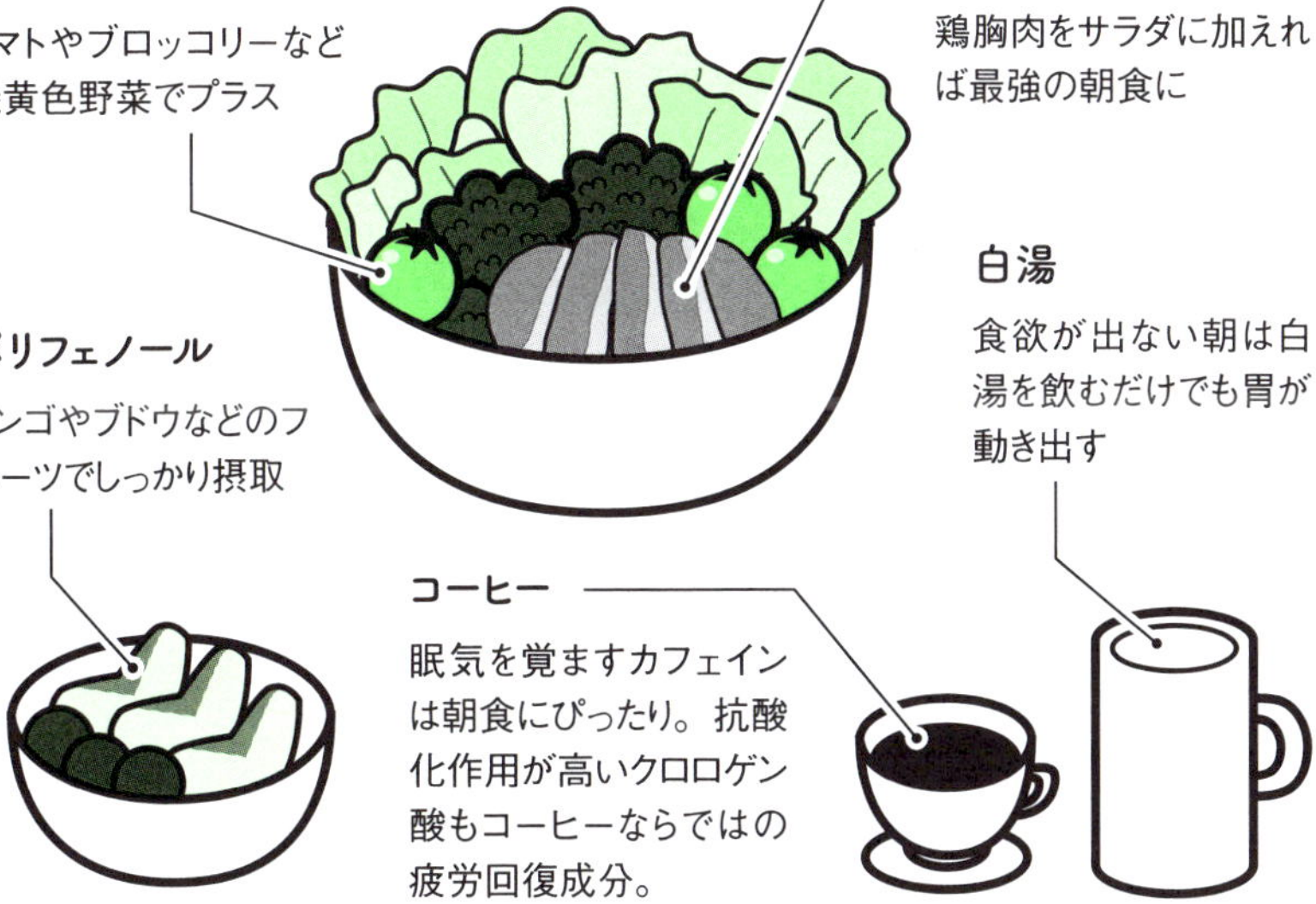
カロテン
トマトやブロッコリーなど緑黄色野菜でプラス
イミダペプチド
鶏胸肉をサラダに加えれば最強の朝食に
白湯
食欲が出ない朝は白湯を飲むだけでも胃が動き出す
ポリフェノール
リンゴやブドウなどのフルーツでしっかり摂取
コーヒー
眠気を覚ますカフェインは朝食にぴったり。抗酸化作用が高いクロロゲン酸もコーヒーならではの疲労回復成分。

腸内環境が悪いと睡眠の質は上がらない

腸内細菌がよい睡眠に影響する

睡眠時間を削って仕事をしたり、夜遅くまでSNSや動画を見たり……そんな生活を続けると疲れは蓄積するばかり。疲労回復のためには質のよい睡眠をしっかりとることが大切です。最近の研究では、**よりよい睡眠のためには「脳腸相関」と呼ばれる脳と腸の連携システムを強化することが重要と明らかになりました。**睡眠をコントロールする脳は、自律神経を介して腸と連携しています。

腸には「腸内フローラ」と呼ばれる約100兆個もの腸内細菌が存在し、そのバランスを整えることで脳にプラスの作用が働くことがわかってきたのです。

これまでは、情報は脳から腸へ送られるものといわれてきましたが、実は、腸から脳へもさまざまな情報が伝えられています。脳に影響をおよぼす腸の主役は善玉菌、悪玉菌、日和見菌と呼ばれる3種類の腸内細菌です。**この腸内細菌が減ってしまったり、バランスを崩したりすると、**睡眠の質が悪くなると考えられているのです。

脳から腸、腸から脳への情報の伝わり方ははっきりとはわかっていませんが、全身の隅々に広がっている「迷走神経」がその役割を担っているのではないか……そんな予測の中で、日々、研究が進められています。

脳は腸の状態と結びつきが強い

緊張や心配ごとを抱えていると下痢や便秘になるなど、脳ストレスが腸に伝わる。逆に、腸内細菌に異変が起こると脳が察知し、寝付けない、熟睡できないといった睡眠の質の低下が起こる。

脳から腸へ伝達

脳の細胞や自律神経が、今、どういう状況にあるかといった情報が、全身に張りめぐらされている迷走神経を通じて腸に伝わる。

脳がストレスを感じる

▽

- お腹が痛くなる
- 下痢や便秘になる

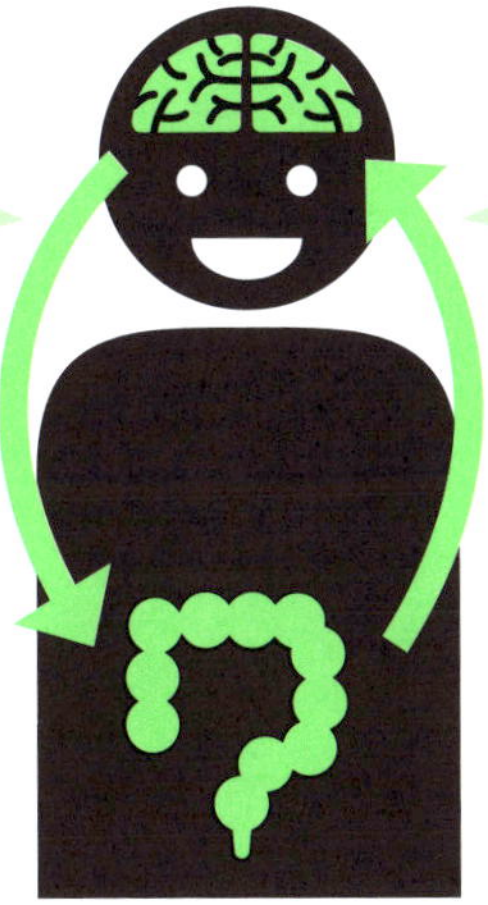

腸から脳へ

腸内フローラと呼ばれる腸内細菌（善玉菌・悪玉菌・日和見菌）が減少したり、バランスが崩れたりすると、脳が異変をキャッチ。

善玉菌が少ない

▽

- 睡眠の質が悪くなる
- うつ病になりやすくなる

よい腸内環境とは?

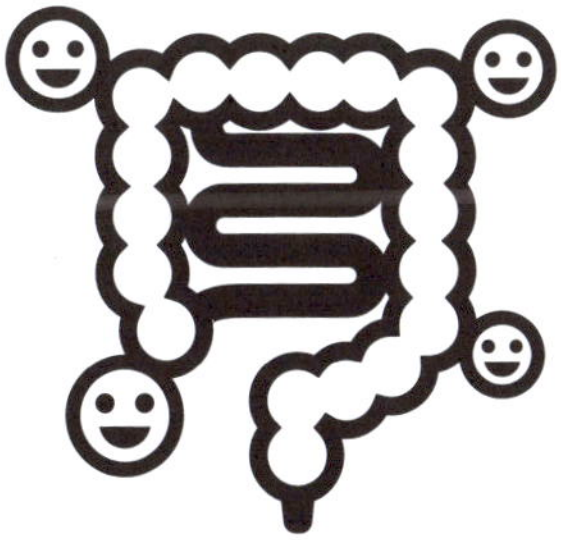

善玉菌・悪玉菌・日和見菌がバランスよく存在することが重要。どれかが増えたり減ったりすると腸内環境が悪化。

善玉菌 乳酸菌やビフィズス菌など体によい影響をおよぼす腸内細菌。

悪玉菌 大腸菌、ブドウ球菌など体に悪影響をおよぼす。発がん物質も生み出す。

日和見菌 善玉菌、悪玉菌のうち、体への影響度が高いほうの味方につく腸内細菌。

善玉菌 **悪玉菌** **日和見菌** 3つのバランスが大事!

快眠につながる腸内環境の整え方

セロトニンをたくさんつくろう

質のよい睡眠をとるとすっきり目覚めることができ、まさに快眠を実感します。脳のストレスも解消され、全身の疲労感も軽減。パワフルに過ごせる1日がはじまります。こうした状態になるには、**幸せホルモンのセロトニンが不可欠です**。セロトニンは脳では数%しかつくられず、約9割が腸で生み出されることがわかっています。腸内に分泌されるセロトニンも、間接的に脳に影響を与えていることが明らかになりました。そして、**そのセロトニンの分泌には腸内細菌を整えることが大切なのです**。

腸内細菌には善玉菌、悪玉菌、日和見菌があります。では、どんな食生活をすると3種の細菌のバランスが整うのでしょうか。**ポイントは、ビフィズス菌や乳酸菌などの善玉菌（プロバイオティクス）と、善玉菌を増やして育てる食物繊維やオリゴ糖など（プレバイオティクス）です**。ビフィズス菌や乳酸菌はヨーグルトや納豆などの発酵食品で手軽に摂取できます。食物繊維は野菜、豆類、海藻類に。オリゴ糖はバナナ、大豆、玉ねぎなどにそれぞれ多く含まれています。**また、タンパク質の一種であるラクトフェリンも善玉菌を増やして腸内環境を整える強い味方**。非加熱のナチュラルチーズや生乳に豊富に含まれています。積極的にとり入れて、睡眠の質を改善しましょう。

腸内環境を整えたらよく眠れる

しっかり眠ることは疲労回復の重要課題。 そのためには腸で多く分泌されるセロトニンが欠かせない。 発酵食品、 食物繊維、 オリゴ糖など腸内環境を整える食材で善玉菌を育て、 セロトニンを増やそう。

腸内細菌を喜ばせる食材

発酵食品	食物繊維	オリゴ糖
善玉菌の主役はビフィズス菌や乳酸菌。ヨーグルト、キムチなどの発酵食品に豊富に含まれる。人気の乳酸菌飲料も◎。	善玉菌のエサとなる食物繊維は大腸までそのまま届く。キノコ、ゴボウ、豆、雑穀などを意識して食べよう。	大腸に届くと発酵して善玉菌のエサとなるオリゴ糖。バナナ、大豆、タマネギ、ニンニクなどに豊富に含まれている。
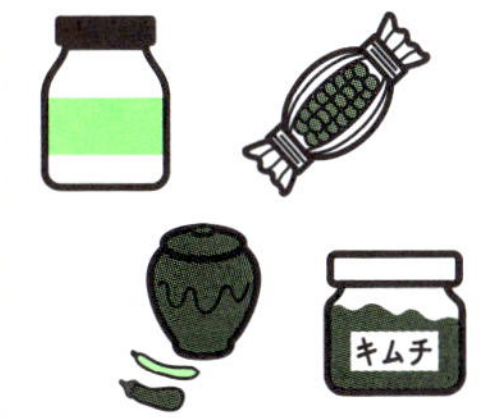	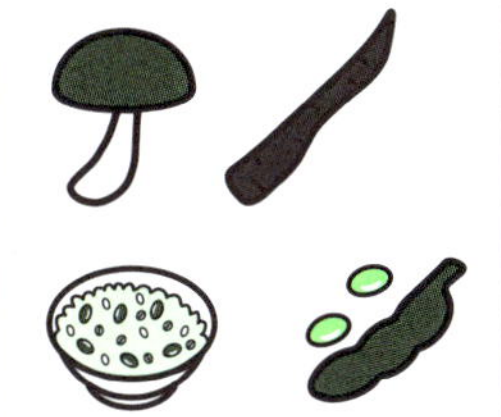	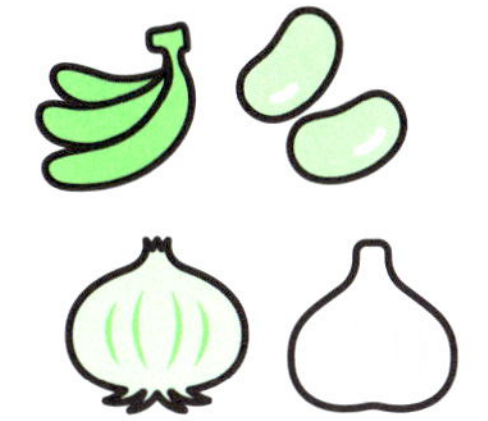

こちらもおすすめ! 善玉菌を増やす「ラクトフェリン」

人が誕生してすぐに形成される腸内細菌。母乳に含まれる成分ラクトフェリンが関係している。ラクトフェリンにはビフィズス菌増殖などの働きがあり、大人にもその効果が発揮される。

ラクトフェリンの効果

- ビフィズス菌などの善玉菌を増やす
- 大腸菌などの悪玉菌に対抗する
- 免疫力が上がり細菌やウイルスを排除
- 不安感を軽減して精神を安定させる

多く含まれている食品

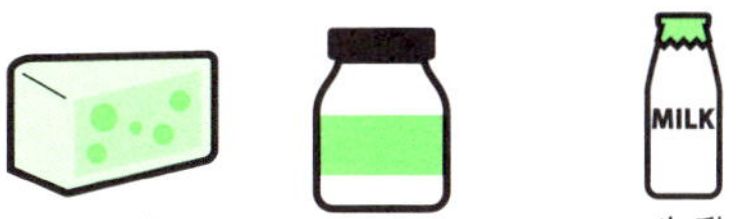

ナチュラルチーズ　ヨーグルト　生乳（非加熱の牛乳）

著者プロフィール

梶本修身　（かじもと・おさみ）

医学博士。東京疲労・睡眠クリニック院長。大阪大学大学院医学系研究科修了。元大阪市立大学大学院医学研究科疲労医学教室特任教授。2003年より産官学連携「疲労定量化及び抗疲労食薬開発プロジェクト」統括責任者。ニンテンドーDS『アタマスキャン』をプログラムして「脳年齢」ブームを起こす。「ホンマでっか!?TV」「サイエンスZERO」「林修の今知りたいでしょ！」など、メディア出演多数。著書に『すべての疲労は脳が原因』(集英社新書)、『疲労回復の専門医が選ぶ健康本ベストセラー100冊「すごい回復」を1冊にまとめた本』（ワニブックス）などがある。

【p119レシピ監修】　北嶋佳奈（きたじま・かな）

管理栄養士、フードコーディネーター。「心もからだもよろこぶごはん」をテーマに、美容・ダイエット・健康に関する料理本の出版、雑誌やWebでのレシピ開発やコラム執筆、ラジオ・テレビ・イベントへの出演などで活躍中。著書に「旬の野菜をもっとおいしく! デパ地下みたいなごちそうサラダ ベストレシピ」(宝島社) など。
https://kanakitajima.wordpress.com/

参考文献

『医師が教える 疲れとりごはん』梶本修身 監修（扶桑社）／『すべての疲労は脳が原因1』梶本修身 著（集英社新書）／『すべての疲労は脳が原因2　超実践編』梶本修身 著 (集英社新書)／『すべての疲労は脳が原因3　仕事編』梶本修身 著(集英社新書)／『「疲れないからだ」になれる本: 頭も心も体もこんなにスッキリ!』梶本修身 著(三笠書房)／『疲労回復の専門医が選ぶ健康本ベストセラー100冊「すごい回復」を1冊にまとめた本』梶本修身 著（ワニブックス）／『マンガでわかる ネコさんが教える疲れリセット教室』卯山玉子 著、梶本修身 監修（学研プラス）／『名医が教える 腸内環境を改善して睡眠の質を上げる方法』梶本修身 著（太洋図書）／『名医が教える！　疲れない体になる方法』梶本修身 監修（太洋図書）

STAFF

編集　坂尾昌昭（株式会社G.B.）、中尾祐子
執筆協力　阿部えり、高山玲子
本文デザイン　森田千秋（Q.design）
装丁デザイン　小倉誉菜（アイル企画）
装丁イラスト　羽田創哉（アイル企画）
イラスト　PIXTA、イラストAC

眠《ねむ》れなくなるほど面白《おもしろ》い　図解《ずかい》 疲労回復《ひろうかいふく》の話《はなし》

2025年1月1日　第1刷発行
2025年7月20日　第6刷発行

著　者　梶本修身《かじもとおさみ》
発行者　竹村 響
印刷所　株式会社光邦
製本所　株式会社光邦
発行所　株式会社日本文芸社
〒100-0003　東京都千代田区一ツ橋1-1-1 パレスサイドビル8F

乱丁・落丁などの不良品、内容に関するお問い合わせは
小社ウェブサイトお問い合わせフォームまでお願いいたします。
ウェブサイト　https://www.nihonbungeisha.co.jp/

Printed in Japan 112241218-112250710 Ⓝ06　(300086)
ISBN978-4-537-22258-6
(編集担当：萩原)